荣 获

◎ 第七届统战系统出版社优秀图书奖

◎ 入选原国家新闻出版广电总局、全国老龄工作委员会办公室首届向全国老年人推荐优秀出版物名单

◎ 入选全国图书馆 2013 年度好书推选名单

◎ 入选农家书屋重点出版物推荐目录（2015年、2016年）

名医与您谈疾病丛书

子宫肌瘤

（第二版）

学术顾问◎钟南山　陈灏珠　郭应禄　王陇德
葛均波　张雁灵　陆　林
总　主　编◎吴少祯
执行总主编◎夏术阶　李广智
名誉主编◎程怀瑾
主　　编◎程蔚蔚　王丽华

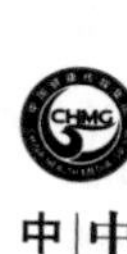

中国健康传媒集团
中国医药科技出版社

内 容 提 要

子宫肌瘤是女性生殖器官中最常见的一种良性肿瘤。本书重点介绍子宫肌瘤的常识、病因、症状、诊断与鉴别诊断、治疗和预防保健。可供临床医生、患者及家属阅读使用，更可作为女性提高自我保健能力的科普读物。

图书在版编目（CIP）数据

子宫肌瘤 / 程蔚蔚，王丽华主编 . —2 版 . —北京：中国医药科技出版社，2021.1

（名医与您谈疾病丛书）

ISBN 978-7-5214-1981-8

Ⅰ.①子… Ⅱ.①程… ②王… Ⅲ.①子宫肿瘤－防治－普及读物 Ⅳ.①R737.33-49

中国版本图书馆 CIP 数据核字（2020）第 163687 号

美术编辑 陈君杞
版式设计 南博文化

出版 **中国健康传媒集团** | 中国医药科技出版社
地址 北京市海淀区文慧园北路甲 22 号
邮编 100082
电话 发行：010-62227427 邮购：010-62236938
网址 www. cmstp. com
规格 710 × 1000mm $^{1}/_{16}$
印张 11
字数 166 千字
初版 2009 年 4 月第 1 版
版次 2021 年 1 月第 2 版
印次 2022 年 2 月第 2 次印刷
印刷 北京市密东印刷有限公司
经销 全国各地新华书店
书号 ISBN 978-7-5214-1981-8
定价 32. 00 元

获取新书信息、投稿、为图书纠错，请扫码联系我们。

《名医与您谈疾病丛书》

编委会

《子宫肌瘤》

编委会

名誉主编 程怀瑾

主　　编 程蔚蔚　王丽华

编　　委 （按姓氏笔画排序）

王丽华　王澍颖　刘小华

陈　忆　郑　轩　孟　瑜

俞　嫱　郭玉娜　程蔚蔚

出版者的话

党的十八大以来，以习近平同志为核心的党中央把“健康中国”上升为国家战略。十九大报告明确提出“实施健康中国战略”，把人民健康放在优先发展的战略地位，并连续出台了多个文件和方案，《“健康中国2030”规划纲要》中就明确提出，要加大健康教育力度，普及健康科学知识，提高全民健康素养。而提高全民健康素养，有效防治疾病，有赖于知识先导策略，《名医与您谈疾病丛书》的再版，顺应时代潮流，切合民众需求，是响应和践行国家健康发展战略——普及健康科普知识的一次有益尝试，也是健康事业发展中社会治理“大处方”中的一张有效“小处方”。

本次出版是丛书的第三版，丛书前两版出版后，受到广大读者的热烈欢迎，并获得多项省部级奖项。随着新技术的不断发展，许多观念也在不断更新，丛书有必要与时俱进地更新完善。本次修订，精选了44种常见慢性病（有些属于新增病种），病种涉及神经系统疾病、呼吸系统疾病、消化系统疾病、心血管系统疾病、内分泌系统疾病、泌尿系统疾病、皮肤病、风湿类疾病、口腔疾病、精神心理疾病、妇科疾病和男科疾病等，分别从疾病常识、病因、症状表现、诊断与鉴别诊断、治疗和预防保健等方面，进行全方位的解读；写作形式上采用老百姓最喜欢的问答形式，活泼轻松，直击老百姓最关心的健康问题，全面关注患者的需求和疑问；既适用于患者及其家属全面了解疾病，也可供医务工作者向患者介绍病情和相关防治措施。

本丛书的编者队伍专业权威，主编都长期活跃在临床一线，其中不乏学科带头人等重量级名家担任主编，七位医学院士及专家（钟南山、陈灏珠、郭应禄、王陇德、葛均波、陆林、张雁灵）担任丛书的学术顾问，确保丛书内容的权威性、专业性和前沿性。本丛书的出版不仅是全体患者的福音，更是推动健康教育事业的有力举措。

本丛书立足于对疾病和健康知识的宣传、普及和推广工作，目的是使老百姓全面了解和掌握预防疾病、科学生活的相关知识和技能，希望丛书的出版对于提升全民健康素养，有效防治疾病，起到积极的推动作用。

中国医药科技出版社

2020年6月

再版前言

子宫肌瘤，是由子宫平滑肌和结缔组织所组成的一种良性肿瘤。它是一种激素依赖性疾病，是女性生殖器官中最常见的良性肿瘤。子宫肌瘤的发病人群多见于30~50岁的女性，发病率为20%~30%，其中，40~50岁的女性发病率更高。恶性变发生率一般认为<0.50%。子宫肌瘤患者中20%~25%有临床症状，如月经增多、腹部包块、白带异常、尿频和不孕等，对女性的日常生活和工作造成一定影响。

子宫肌瘤患者往往很困惑，对疾病的认识和合理治疗有迫切要求，因此我们组织编写了《子宫肌瘤》一书，方便广大女性朋友、子宫肌瘤患者和家属系统地认识该疾病，并能够对不同类型的子宫肌瘤区别对待。本书自2009年第一版出版后，受到读者的一致好评，10多年后，我们根据最新的诊疗指南和临床经验对全书内容进行修订，以期为读者提供最新的疾病预防和治疗知识，让更多的人认识子宫肌瘤、关注女性健康，从而做到“早诊断、早治疗”。

本书共分常识篇、病因篇、症状篇、诊断与鉴别诊断篇、治疗篇、预防保健篇6个篇章。内容涉及子宫的解剖结构，子宫肌瘤的分类、病因、影响因素、临床表现、诊断手段、治疗方法和预防保健等内容。采用问答的形式，对子宫肌瘤进行系统介绍。书中内容详细全面，语言通俗易懂，具有实用性。

本书虽经修订，不足之处在所难免，肯请读者指正。

编者

2020年8月

目录

常识篇

病因篇

症状篇

诊断与鉴别诊断篇

治疗篇

预防保健篇

常识篇

- 女性的内生殖器官有哪些？
- 为什么说子宫是女性的重要生殖器官？
- 子宫的形态是怎么样的，大小是多少？
- 正常子宫的位置在哪里？
- 子宫的邻近器官有哪些？
- ……

女性的内生殖器官有哪些？

女性内生殖器包括阴道、子宫、一对输卵管及卵巢。

（1）阴道　阴道位于子宫与外阴之间，是性交器官，也是经血外流与胎儿娩出的通道。上端包绕子宫颈，下端开口于阴道前庭。阴道壁由黏膜、平滑肌、大量弹性纤维组成，富有静脉丛。阴道黏膜为鳞状上皮细胞覆盖，呈粉红色，虽无腺体，但能分泌少量液体，以保持阴道湿润。成年妇女阴道黏膜的上皮细胞受卵巢激素的影响，呈周期性变化。

（2）子宫　子宫是产生月经和孕育胎儿的器官，位于骨盆中央，在膀胱与直肠之间。正常子宫外形似倒置的梨形，子宫上部称为子宫体，其上端称为子宫底，子宫底两侧为子宫角，与输卵管相通。子宫的下部称为子宫颈。

（3）输卵管　输卵管位于宫底的两侧，长8~14cm。由内向外分为四部：①间质部，为通过子宫角的部分，管腔狭窄，长1.5~2.5cm。②峡部，为紧连子宫角狭窄的部分，长2~3cm。③壶腹部，为外侧较宽大部分，长5~10cm。④伞端，为输卵管末端，形似漏斗，游离端有很多细伞，开口于腹腔，与卵巢接近，有“拾卵”作用。

（4）卵巢　卵巢为女性生殖腺，有产生卵子及女性激素的功能。卵巢呈扁椭圆形，左右各一。成年女子卵巢大小约为4cm × 3cm × 1cm，重5~6g，呈灰白色。绝经后卵巢萎缩，变小变硬。卵巢作为女性主要的性腺器官，其主要功能在于排卵和分泌性激素。排卵大多发生在两次月经中间，在每一个月经周期里，可以同时有8~10个卵泡发育，但一般只有一个卵泡达到成熟程度，成熟卵泡突出在卵巢表面，卵泡破裂而使卵子从卵巢内排出。而其余卵泡先后退化，形成闭锁卵泡。

为什么说子宫是女性的重要生殖器官？

子宫是女性的重要内生殖器官，它不仅能产生月经，孕育胎儿，而且还有内分泌功能。从青春期到围绝经期，子宫内膜受卵巢激素的影响，有周期性改变并产生月经。性交时，子宫为精子到达输卵管的通道；怀孕后，子宫成为胚胎着床、胎儿发育和成长的场所；分娩时，子宫收缩使胎儿及其附属物娩出。子宫不仅是重要的内生殖器官，它还具有复杂的内分泌功能。子宫能分泌一些激素和酶，其中有些能提高卵巢对垂体促性腺激素的敏感性，启动卵泡发育及优势卵泡的选择，是维持正常月经的重要因素之一。另外，子宫内膜中含有丰富的受体，受体在下丘脑－垂体－卵巢－子宫系统的内分泌调节中起重要的作用。

子宫的形态是怎么样的，大小是多少？

正常子宫外形似倒置的梨形，前面扁平，后面稍凸出，形状上宽下窄，可分为大小不同的上、下两部分。子宫上部较宽，呈三角形，称为子宫体，其上端隆凸呈弓形，称为子宫底，子宫底两侧为子宫角，与输卵管相通。尚未完全膨展的子宫角呈较深暗的漏斗状，当完全膨展开后其顶端两旁可见输卵管开口，多呈圆形，也有星状或椭圆形。子宫的下部呈圆柱形，称子宫颈。子宫体大小及宫体与宫颈的比例，随发育情况及年龄而异。宫体与宫颈的比例婴儿期为1：2，成年人为2：1。成年子宫为一空腔器官，子宫腔容量约为5ml，正常成年妇女的子宫重约50g，长7~8cm，宽4~5cm，厚2~3cm。

在子宫体与子宫颈之间形成的最狭窄的部分，称子宫峡部，在非孕期长约1cm，其下端与子宫颈内腔相连。子宫峡部的上端，因为解剖学上很狭窄，故又称解剖学内口；峡部的下端，因为黏膜组织在此处由子宫腔内膜转变为子宫颈内膜，故又称组织学内口。妊娠期峡部逐渐扩展，尤其临产时扩展至长10~12cm，可容纳胎儿下降，形成子宫下段。

正常子宫的位置在哪里？

正常子宫位于骨盆的中央，是女性的内生殖器官。前面与膀胱相邻，后面与直肠相近，位置较深，它的下端伸入阴道。子宫在腹部触不到，必须通过妇科检查才能查清。成年女子，子宫的正常位置是轻度前倾和前屈。前倾是指整个子宫的前倾斜，前屈是指子宫体与子宫颈之间向前的弯曲。子宫的长轴与阴道间呈向前开放的钝角。当人体直立时，子宫底位于膀胱上，几乎与地面平行。

由于子宫位于膀胱和直肠之间，它的位置可依膀胱和直肠的膨胀程度而变动。子宫的位置并不是一成不变的，它是一个部分可动的器官。宫颈是固定的，但是子宫体可以前后自由活动。因此，不同的姿势和地心引力可以决定子宫的位置。站立时，骨盆的前倾斜可能造成子宫的前屈，经常仰卧位睡眠的妇女由于地心引力，子宫可呈后倾后屈的位置。

子宫的邻近器官有哪些?

子宫位于女性的盆腔内，邻近子宫有很多重要器官。膀胱位于子宫的前面，膀胱充盈与否，会影响子宫体的位置。直肠位于子宫的后方，子宫若是增大到一定程度，就会造成大便习惯的改变。此外，同为女性内生殖器的输卵管、卵巢就位于子宫的两侧。

与女性生殖器官关系较为密切的邻近器官有尿道、膀胱、输尿管、直肠及阑尾。女性尿道短而直，又接近阴道，易引起泌尿系统感染。膀胱位于耻骨联合之后、子宫之前，膀胱充盈可影响子宫及阴道，这对妇科检查、妇科手术及产科分娩都有重要意义。输尿管位于邻近子宫颈2cm处，在子宫动脉的后方与之交叉，经阴道侧穹窿顶端入膀胱壁，这在妇科手术时应引起警惕。直肠上接乙状结肠，下连肛管。妇科手术及分娩处理时均应注意避免损伤肛管、直肠。阑尾在炎症时有可能累及子宫、附件，在诊断与鉴别诊断时必须注意。

女性生殖器官与骨盆腔其他器官不仅在位置上互相邻接，而且血管、淋巴及神经系统也相互有密切联系，当某一器官病变时可以影响、累及邻近器官，故在妇产科疾病的诊断和治疗上互有影响。增大的子宫，可影响到乙状结肠、膀胱及输尿管。子宫压迫乙状结肠可以造成便秘；压迫膀胱可造成尿频；压迫输尿管造成盆腔边缘以上输尿管扩张，造成输尿管积水，甚至肾盂积水，容易发生泌尿系感染，甚至肾盂肾炎。

子宫的解剖结构是怎样的？

子宫是一个以肌肉为主要组成的器官。宫体由浆膜层、肌层和子宫内膜层组成，宫颈主要由结缔组织构成。宫体的外面被腹膜所覆盖，称为浆膜层；子宫腔内面由子宫内膜所覆盖，称为黏膜层；中间则为子宫肌层。

子宫浆膜层为腹膜的一部分，覆盖子宫体的底部与前、后面，与肌层紧贴，不易分离。子宫内膜层在卵巢激素的影响下发生周期性的脱落、出血，就形成了月经。子宫肌层为子宫壁最厚的一层，有大量平滑肌组织、少量弹力纤维与胶原纤维组成，可分为3层。

（1）外层　肌纤维纵行排列。

（2）中层　占肌层大部分，呈交叉排列，在血管周围形成“8”字形围绕血管。

（3）内层　肌纤维环形排列，其痉挛性收缩可致子宫收缩环形成。

子宫肌层内有丰富的血管穿行，肌纤维的收缩可压迫血管，有效止血。因此，在子宫肌瘤切除的手术中，使用宫缩剂，能促进子宫收缩，减少术中出血。

子宫韧带的组成有哪些？

子宫韧带主要由结缔组织增厚而形成，对固定子宫颈位置有非常重要的作用。维持子宫正常位置的韧带一共有四对：圆韧带、阔韧带、主韧带和宫骶韧带。

（1）圆韧带　呈圆形条状，长12~14cm，由结缔组织与平滑肌构成。

起于两侧子宫角的前面、输卵管近端的下方，向前下方伸展至两侧骨盆壁，再经过腹股沟，止于大阴唇上部之中。圆韧带有保持子宫底呈前倾位置的作用。

（2）阔韧带　为子宫两侧翼形腹膜皱褶，由前后两叶腹膜及其间的结缔组织构成。起于子宫两侧，伸展止于骨盆壁。上缘游离，下端与盆底腹膜相连。阔韧带内有丰富的血管、神经和淋巴组织。

（3）主韧带　位于阔韧带下部，由结缔组织和少量肌纤维构成。横行于宫颈阴道上部与子宫体下部侧缘达盆壁之间。有子宫血管及输尿管从此经过。主韧带起到固定宫颈的作用。

（4）宫骶韧带　从子宫颈后面的侧上方，向两侧绕过直肠达第二、三骶椎前面的筋膜之中。对子宫颈有向后、向上的牵拉作用，与前三对韧带一起维持子宫的前倾位置。

这四对韧带就是子宫的韧带。在它们的共同作用下使子宫能够保持正常位置：即在直立时，子宫底处于膀胱之上，子宫颈外口位于坐骨棘水平附近，子宫体前倾而宫颈向后，宫体和宫颈间形成一钝角。

子宫的血液供应有哪些？

女性内生殖器的血液供应主要来自卵巢动脉、子宫动脉、阴道动脉及阴部内动脉。各部位的静脉均与同名动脉伴行，但在数量上较动脉多。

子宫的血液供应主要由子宫动脉提供。子宫动脉为髂内动脉前干分支，在腹膜后沿盆腔侧壁向下、向前行，至阔韧带基底部急向内弯曲，在相当于子宫颈内口水平，离子宫约2cm处跨过输尿管前方，分为上下两支。上支称为宫体支，沿子宫侧壁迂曲上行，供血给子宫前后壁。至子宫角处又分宫底支，分布于宫底部；卵巢支，与卵巢动静脉末梢吻合；输卵管支，分布于输卵管。下支称为宫颈–阴道支，供血给宫颈、阴道上部及部分膀胱，与阴道动脉吻合。

月经和子宫内膜的周期性变化有哪些关系？

月经是女性的一种生理现象，与子宫内膜的周期性变化密切相关。子宫内膜的周期性变化是育龄妇女下丘脑－垂体－卵巢轴功能的表现及生殖道各器官功能变化的结果。

子宫内膜分为两层，表面的2/3为功能层，余下的1/3直接与肌层相贴，为基底层。功能层内膜受卵巢雌激素、孕激素的影响发生周期性的变化，表现为增殖、分泌、退化脱落，形成子宫出血，称为月经来潮。正常的月经有规律的周期性，周期时间为21~35天，经期出血的时间持续3~7天。

子宫内膜，则在卵巢激素的作用下，发生周期性的变化。卵巢产生的性激素，反过来又作用于下丘脑和垂体，影响促性腺激素释放激素、促卵泡激素和促黄体生成激素的释放，即所谓反馈作用；抑制其释放时称为负反馈，促使其释放时称为正反馈。

正常月经周期血液内激素的变化与卵巢、子宫内膜的关系如下：在前一月经周期黄体萎缩后，雌激素和孕激素的分泌量随之下降，解除了对下丘脑及垂体的抑制。下丘脑产生的促性腺激素释放激素通过垂体门静脉系统进入垂体前叶，促使促卵泡激素和促黄体生成激素的分泌及释放。在促卵泡激素和促黄体生成激素的协同作用下，卵巢中卵泡逐渐发育成熟，并产生雌激素，使子宫内膜发生增生期变化。卵泡发育成熟后，体内雌激素出现第一个高峰。

雌激素分泌量增多，对下丘脑、垂体产生反馈作用，抑制促卵泡激素的产生，促进促黄体生成激素分泌增多，出现促黄体生成激素峰，触发了排卵。排卵后黄体形成，分泌雌激素和孕激素，在它们的共同作用下，子宫内膜发生典型的分泌期变化。排卵后，雌激素水平暂时降低，随后又出现第二个较低的高峰。

黄体分泌的大量雌激素和孕激素，通过负反馈作用，抑制下丘脑、垂体，使促卵泡激素和促黄体生成激素分泌减少，黄体开始萎缩。黄体萎缩后，雌激素和孕激素分泌随之下降，子宫内膜得不到性激素的支持，发生坏死、脱落而月经来潮。黄体萎缩后，也解除了对下丘脑、垂体的抑制，使促性腺激素释放激素再分泌，而开始了另一个月经周期。

子宫肌瘤是一种什么病？

子宫肌瘤是由平滑肌和结缔组织所组成，因此又称为子宫平滑肌瘤，是女性最常见的良性肿瘤。常见的症状有子宫出血，腹部肿块，阴道流液，膀胱及直肠的压迫症状等。有关子宫肌瘤的起源和促进它们生长的机理目前仍了解得很少。

目前认为从子宫肌层细胞到肌瘤形成的转化过程可能涉及正常子宫肌层的体细胞突变和性激素及局部生长因子间的复杂相互作用。

许多人对子宫肌瘤并没有正确理解，有些人一听说自己的子宫内有肌瘤，就陷入恐慌状态；也有的人由于子宫肌瘤引起贫血，病情已经严重到连路都走不稳了，却还硬撑着，无论如何也不肯接受手术。

因为子宫肌瘤是良性肿瘤，所以患病之后首先应该考虑的是如何在保证生活质量的前提下与这一疾病“共存”。大多数被诊断为子宫肌瘤的患者既无症状，也无需手术。但是，有的子宫肌瘤患者有贫血，或有压迫症状，就难以保证正常的生活，与子宫肌瘤“共存”也就不可能了。在这种情况之下，还是应当考虑通过手术来治疗。另外，子宫肌瘤患者若准备怀孕的话，考虑到某些子宫肌瘤对怀孕和分娩的影响，以及妊娠对子宫肌瘤的影响，即便没有症状，也还是手术为好。

子宫肌瘤的外观是怎么样的？

子宫肌瘤为实性肿瘤，多为球形，单个或多个，大小不一，直径小的仅为数毫米，大的可在10cm以上，巨大者可达30cm左右。子宫肌瘤周围的肌纤维和结缔组织因长期受压，形成假包膜。肌瘤与包膜的连接比较疏松，行肌瘤切除术时很易将肌瘤从包膜中剥出。一般肌瘤为白色，质硬，切面呈漩涡状。

肌瘤由平滑肌组织和纤维组织构成，它的颜色和硬度由二者的比例决定，如含平滑肌多，则色暗红，质地较软；如含纤维组织多，则色较白，质地较硬。

子宫肌瘤的发病率是多少？

子宫肌瘤是女性生殖器官中最常见的良性肿瘤，其发病率由于统计资料和研究方法的不同，很难确定。一般来说，因为子宫肌瘤引起临床症状而住院治疗的资料显示，其发生率占育龄期妇女的20%~30%。而我国在20世纪90年代的一项临床统计显示子宫肌瘤的发病率仅为4%~11%。可见子宫肌瘤发病率呈逐年上升趋势。

由于子宫肌瘤患者大多数是无症状的，所以在总体的女性人群中，子宫肌瘤的发病率仅能反映与症状有关的子宫肌瘤的百分数。若把在显微镜下才可以看得到的微小子宫肌瘤也包括在内，75%的女性都患有子宫肌瘤。因此只有在充分考虑到资料来源和多方面的因素，才可能得出较为准确的发病率。

子宫肌瘤的发病人群有哪些？

子宫肌瘤的发病人群多见于30~50岁的女性，其中40~50岁的女性发生率高达51%~60%。因各种原因行子宫切除术的病理检查表明，约77%的育龄期女性都有子宫肌瘤。2%~3%的不孕患者有子宫肌瘤。1.4%~2%妊娠合并子宫肌瘤，其中10%可能出现妊娠并发症。在美国，每年有超过20万例子宫切除术指征为子宫肌瘤。60岁以上的女性中，行子宫切除术的患者有60%手术指征为子宫肌瘤。

子宫肌瘤有哪几种类型？

子宫肌瘤在开始时仅为肌壁内的单一瘤细胞所形成，以后随着肌瘤的增大逐渐从子宫肌壁内向不同方向生长。肌瘤可发生在子宫的任何部位，按肌瘤所在部位不同，可分为子宫体肌瘤和子宫颈肌瘤，前者占子宫肌瘤的90%~96%，后者仅占2%~8%。根据肌瘤与子宫肌壁的关系，可分为三类：肌壁间肌瘤、浆膜下肌瘤和黏膜下肌瘤。

此外，在临床上会遇到一些罕见的特殊类型的子宫肌瘤，这些肌瘤或是在显微镜下组织形态具有一些特征，或是其生物学行为不同于普通的平滑肌瘤，但是它们都是良性肿瘤。包括以下这些类型：富细胞型平滑肌瘤、高分裂象平滑肌瘤、奇异型平滑肌瘤、血管型平滑肌瘤、上皮样平滑肌瘤、静脉内平滑肌瘤、播散型腹膜平滑肌瘤、良性转移性平滑肌瘤。

什么叫浆膜下子宫肌瘤？

当子宫肌壁间的肌瘤向子宫表面的浆膜层生长，以致肌瘤表面仅覆盖着少许肌壁及浆膜层时称为浆膜下肌瘤。其占子宫肌瘤总数的20%~30%。由于肌瘤外突多使子宫腔增大，外形不规则，表面凹凸不平，呈结节状。

当肌瘤继续向浆膜下生长，形成仅有一蒂与子宫壁相连时称为带蒂浆膜下肌瘤。带蒂浆膜下肌瘤可发生扭转，由于血液供应受阻，肿瘤发生坏死，患者会出现腹痛发热的症状。若肌瘤蒂断裂，肌瘤脱落于盆腹腔，并与邻近器官如大网膜、肠系膜等发生粘连，并且获得血液供应而生长，称为寄生性肌瘤或是游走性肌瘤。

肌瘤生长在子宫两侧壁并向两侧宫旁阔韧带内生长时称为阔韧带肌瘤，此类肌瘤常可压迫附近的输尿管，膀胱以及髂血管，从而引起相应的压迫症状。

什么叫肌壁间子宫肌瘤？

肌壁间肌瘤又称为子宫肌层内肌瘤，肌瘤位于子宫肌层内，周围有正常的肌层包绕，肌瘤与肌壁间界限清晰，通常将围绕肌瘤并被肌瘤所积压的子宫肌壁称为假包膜。这一类肌瘤最为常见，占肌瘤总数的60%~70%。肌瘤可为一个或是多个，大小不一，小者如米粒大小，大者可使子宫明显增大或使子宫形状改变呈不规则突起。肌壁间小肌瘤常无明显症状，肌瘤增大时可出现经量增多，经期延长。

什么叫黏膜下子宫肌瘤？

贴近于宫腔的肌壁间肌瘤，向宫腔方向生长，表面覆以子宫内膜称为黏膜下肌瘤。此类肌瘤占肌瘤总数的10%左右。这种肌瘤突出于宫腔，可以改变宫腔的形状，有些肌瘤仅以蒂与宫腔相连，称为带蒂黏膜下肌瘤，这种肌瘤在宫腔内如同异物，可引起反射性的子宫收缩，由于重力的作用，肌瘤逐渐下移，最终蒂被拉长，肌瘤逐渐被推挤至宫颈外口甚至阴道口外。临床上常表现为月经量增多，经期延长，或不规则阴道流血。

黏膜下肌瘤分为以下3型：

（1）0型：完全突出到子宫腔内，有蒂。

（2）1型：凸向黏膜，肌层内的部分<50%。

（3）2型：凸向黏膜，肌层内的部分≥50%。

易发生子宫肌瘤的部位有哪些？

子宫肌瘤可以发生在子宫的任何部位，其中，根据统计，发生在子宫体的肌瘤占肌瘤总数的90%~96%。因此，子宫体是较易发生肌瘤的部位。

什么叫子宫体肌瘤？

子宫分为子宫体与子宫颈两部分。子宫体肌瘤顾名思义就是生长在子宫体上的肌瘤。此类肌瘤可以是肌壁间肌瘤，可以是浆膜下肌瘤，也可以是黏膜下肌瘤。同时，可以是一个单发的肌瘤，也可以是两个，三个甚至是数十个肌瘤。

什么叫子宫颈肌瘤？

子宫颈肌瘤是生长于宫颈上的肌瘤，可以生长在子宫颈的前唇或是后唇的黏膜下。宫颈肌瘤突向颈管内可形成带蒂宫颈肌瘤，宫颈肌壁间肌瘤随着肌瘤的逐渐增大，使宫颈拉长，或是肌瘤突向阴道内，或是瘤体充满整个盆腔，并使子宫两侧的盆腔解剖关系发生变化，从而大大增加了手术的难度。

什么叫子宫阔韧带肌瘤？

阔韧带肌瘤是一种中胚叶的肿瘤，有原发性及继发性两种。原发性肌瘤起源于阔韧带内的平滑肌组织或血管平滑肌组织；继发性肌瘤可来自子宫、输卵管或子宫骶骨韧带等。子宫阔韧带内实质性肿瘤较少见，其中最常见的为平滑肌瘤，发生率占子宫肌瘤的1.5%~2%。阔韧带肌瘤因其肌瘤生长部位特殊，且患者无明显症状，不仅术前确诊率低，而且常常误诊为卵巢恶性肿瘤或子宫肌瘤。由于子宫及毗邻器官变形、移位，增加手术难度，同时易引起不必要的恐慌和心理负担。

什么是单发性子宫肌瘤？

单发性子宫肌瘤是指在子宫上只生长了一个肌瘤，宫颈肌瘤大多数是单发的，而子宫体的肌瘤多为多发性。

什么是多发性子宫肌瘤？

多发性子宫肌瘤是指在同一子宫上发生了两种以上类型的肌瘤。譬如肌壁间肌瘤合并浆膜下肌瘤，或是肌壁间肌瘤合并黏膜下肌瘤，而不是指两个以上的肌瘤生长在同一子宫上。

什么是子宫肉瘤？

子宫肉瘤是一种少见的女性生殖器官恶性肿瘤，占子宫恶性肿瘤的2%~4%。临床上有局部复发倾向和高转移率。最常见的转移部位是肺和大网膜，而主动脉旁和盆腔淋巴结也经常受累。恶性程度很高，预后极差。多见于绝经前后的妇女。子宫肉瘤最常见的组织类型有三种：①平滑肌肉瘤；②内膜间质肉瘤；③混合性中胚层混合瘤。

什么是子宫平滑肌肉瘤？

子宫平滑肌肉瘤是最常见的子宫肉瘤，主要来源于子宫肌层的平滑肌细胞，占所有子宫肉瘤的45%。可发生于任何年龄，一般为43~56岁，平均发病年龄为50岁。平滑肌肉瘤又分为原发性和继发性两种。原发性平滑肌肉瘤发生自子宫肌壁或肌壁间血管壁的平滑肌组织。此种平滑肌肉瘤呈弥漫性生长，与子宫壁无明显的界限，无包膜。继发性平滑肌肉瘤为原已存在的平滑肌瘤恶变，此时往往侵及包膜。

子宫肌瘤恶变为肉瘤的机会很少。国外报道其发生率为0.2%~1%；国内报道在0.5%左右。人群中女性子宫肉瘤的年发生率为0.67/10万，发病年龄为50~55岁，比子宫肌瘤晚10年。在因子宫肌瘤切除的子宫标本中，子宫平滑肌肉瘤的发生率依患者年龄不同而异，31~40岁发生率为0.12%；

41~50岁发生率为0.9%；31~60岁发生率为1.4%；61~81岁发生率为1.7%。肌瘤的肉瘤样变性多发生在壁间肌瘤，次为颈管肌瘤，少见于浆膜下肌瘤，且半数以上发生在40~50岁，30岁以下者较少见。

子宫平滑肌肉瘤一般无特殊症状，可表现为类似子宫肌瘤的症状。

（1）阴道不规则流血　此为最常见的症状。往往持续流血多天，量多或量少，还可伴有突然阴道大量流血，可发生于2/3的患者。

（2）下腹疼痛、下坠等不适感　约占半数以上患者。由于肉瘤过快过度膨胀，或瘤内出血、坏死，或肉瘤侵犯穿透子宫壁，引起浆膜层破裂出血而发生急性腹痛。

（3）腹部肿块　子宫肌瘤迅速长大且在下腹部触到肿块时应考虑子宫肉瘤的可能，特别是绝经后肌瘤不萎缩，或反而增大时，应考虑为恶性可能。

（4）压迫症状　肿物较大时则压迫膀胱或直肠，出现尿急、尿频、尿潴留、便秘等症状。如压迫盆腔则影响下肢静脉和淋巴回流，出现下肢水肿等症状。

（5）其他症状　肉瘤晚期可出现消瘦、全身乏力、贫血、低热等症状，如转移到肺，则咳嗽、咯血。如转移到脑，则出现头痛、下肢瘫痪等症状。

子宫平滑肌肉瘤以手术治疗为主，术后放疗对预防局部复发有一定作用，化学治疗对早期子宫肉瘤的疗效不确定。

由于子宫肉瘤的早期发现与诊断较为困难。任何年龄的妇女，如有阴道异常分泌物或下腹不适，宜及时诊查。对绝经期前后的妇女，最好每半年作一次盆腔检查及其他辅助检查。定期体检，早期发现，及早治疗，做好随访。

影响子宫肌瘤生长的主要因素是什么？

许多子宫肌瘤的发生和促进子宫肌瘤生长因素的研究表明，雌激素是肌瘤生长的主要促进因素。临床上的很多现象都证实了这一点，如青春期前的女孩很少发生子宫肌瘤，妊娠期的女性随着妊娠的进展，肌瘤逐渐增大，绝经后的女性子宫肌瘤会明显缩小等等。

一些研究提示，在肌瘤局部环境中，雌激素表现为高水平，而且比正常肌层要明显增高。当然，目前并没有证据表明雌激素直接促进了肌瘤的生长，其作用机制可能是通过一系列的“中介”的调节，造成了肌瘤的发生与生长。近20年以来，有越来越多的研究发现孕激素在肌瘤的发生与生长中有着重要的作用，在一些并非针对孕激素的研究中，研究人员却发现在使用孕激素的受试人员中，肌瘤有明显的增大，而未使用孕激素的受试人员却没有这种情况，而且，在停用孕激素后，肌瘤又恢复到了以前的大小。因此，孕激素很可能以某种方式促进了肌瘤的形成，并且刺激了肌瘤的生长。所以说，作为肌瘤生长的促进因素，孕激素与雌激素具有同等重要的地位。

然而，实验室的检查表明，子宫肌瘤患者血液循环中的孕激素和雌激素水平并没有增加，这说明，子宫肌瘤的生长源于肌瘤对这些性激素敏感性的增加。

子宫肌瘤会影响性生活吗？

多数子宫肌瘤患者毫无症状，非月经期均能有正常的性生活，与患病前无差别。患有子宫肌瘤的女性每3~6个月进行妇科检查一次就可以，不必担心性生活会促使子宫肌瘤增大，而拒绝伴侣。子宫肌瘤是激素依赖性疾病。对于性生活失调的女性，可能会加重激素分泌的紊乱，在一定程度上促使肌瘤的增大。

子宫肌瘤较大者，由于月经出血较多导致贫血，应加强营养，多进食猪肝、猪血、鱼类、豆类补充铁质，改善身体状况。经净后2天可以恢复房事，但不宜激烈，以免引起再次出血。

对于子宫肌瘤生长部位特殊的患者和妊娠合并子宫肌瘤的患者，进行性生活时还是需要三思而后行的。

（1）子宫肌瘤合并妊娠者不宜有性生活。这是因为肌瘤患者不易受孕，一旦受孕又易流产，性交时可使妊娠子宫痉挛性收缩，诱发流产。

（2）子宫黏膜下肌瘤或宫颈黏膜下肌瘤脱于宫颈口或阴道内时，不宜进行性生活。因为这类患者性生活时及性生活后会有阴道出血、感染，继而加重出血，使白带更多，甚至引起发热、腹痛。性交还可导致黏膜下肌瘤发生扭转，而引起剧烈腹痛。很多患者因此就诊发现黏膜下子宫肌瘤。个别患者因黏膜下肌瘤瘤蒂断裂，可能会出血较多，需要及时就诊。

需要注意的是，如果子宫肌瘤患者在性生活时出现性交痛，需要及时去医院就诊，了解是否同时存在子宫内膜异位症。因为，子宫肌瘤一般不会有性交痛出现，子宫内膜异位症的患者出现性交痛比较多见。

青春期子宫肌瘤该怎么办？

子宫肌瘤一般好发于生育年龄的妇女，常见于30~50岁，20岁以下少见。因此，青春期的少女发生子宫肌瘤是十分罕见的。但这并不是说青少年就不会患子宫肌瘤。随着青春期的到来，性器官开始发育并成熟，子宫在发育的过程中，肌层细胞可以异常增生，发生子宫肌瘤，多为浆膜下肌瘤或肌壁间肌瘤。患者大多数没有症状，常常是无意中发现小腹变“胖”，或自己触摸到下腹部一包块，或月经出现异常。此时应该及时向家长汇报，由家长陪同就医，以明确包块性质，及时治疗。青春期少女的家长也应该关心孩子的成长，注意孩子身体上出现的一些细微变化，发现异常情况及时就医，以免延误治疗。

过大的肌瘤或者怀疑恶变的肌瘤需要开腹手术，如手术中冰冻标本提示肿块有恶性可能，就需要行子宫切除术，酌情进行淋巴结的清扫。如果肌瘤中等大小，而且数目不多，可以通过腹腔镜来进行子宫肌瘤的切除。腹腔镜检查和手术对患者损伤较小，而且和开腹手术一样能达到切除肌瘤的目的。

孕前检查发现子宫肌瘤怎么办？

由于科普知识的普及及妇女和家庭对生育的重视，大多数年轻女性在计划生育前会进行孕前检查，这是一个非常好的现象。因为孕前检查的普及，年轻妇女发生子宫肌瘤的比率较前提高。

如果孕前检查发现了子宫肌瘤，不用紧张，若为黏膜下肌瘤，因其可以引起不孕、宫腔感染、流产，一旦发现，无论大小，最好在妊娠前进行宫腔镜手术摘除瘤体。对于肌壁间肌瘤，如果没有明显改变宫腔结构，女性可以先妊娠，分娩后随访肌瘤情况再决定是否手术，因为肌瘤手术后需要一定间隔期方能受孕，有些患者会因此错过最佳妊娠年龄。但是，如果患者因为子宫肌瘤引起不孕及反复自然流产，就需要在怀孕前积极手术。

妊娠期间发现子宫肌瘤怎么办？

子宫肌瘤可与妊娠同时存在。发病率占肌瘤患者的0.5%~1%，占妊娠的0.3%~0.5%。但实际上肌瘤合并妊娠的发病率远较上述数字高。有很多准妈妈在产前检查的时候第一次发现子宫肌瘤，而感觉措手不及，为此而忧心忡忡。

事实上，在妊娠期若无症状，妊娠合并子宫肌瘤的患者一般不需特殊处理，定期产检就可以了。大多数患者均能安全渡过妊娠期，但也有些患者可能会出现异常情况，需要进行积极治疗。如果患者在孕期出现腹痛伴有发热，要及时就诊治疗。

子宫肌瘤合并妊娠的处理方法要根据妊娠月份，肌瘤的部位、大小，临床表现等因素而定。

1.孕早期

（1）妊娠早期，肌瘤小，没有腹痛等症状出现，对继续妊娠的影响不大，可不予干预，但要加强孕期保健，注意休息，预防流产。

（2）如果子宫肌瘤很大，生长部位将会妨碍胎儿发育。随着妊娠的继续，肌瘤将会持续增大，则会对妊娠产生较大影响。如果胚胎已经发育不佳，则需要及时做流产手术，手术后行肌瘤切除术后再受孕比较安全。

2.孕中期

（1）如肌瘤不大、无症状可定期产前检查，不需特殊处理。

（2）肌瘤发生红色变性，原则上采取保守治疗，给予住院卧床休息，应用抗炎、舒缓宫缩的药物对症治疗，基本上都能缓解。如果保守治疗无效，症状加重，可切除肌瘤。手术时是否终止妊娠，应结合患者具体情况而定。

（3）如发生有浆膜下肌瘤扭转、感染、坏死，应立即开腹探查，确诊后行肌瘤切除术，术后积极保胎。

（4）若肌瘤嵌顿于盆腔，影响妊娠继续进行，或肌瘤压迫邻近器官，出现严重症状，都应手术治疗，术后保胎治疗。

3.孕晚期及分娩期

（1）孕晚期原则上保守治疗，如有产科手术指征，可行剖宫产术。

（2）分娩时应严密观察产程变化，若因肌瘤出现胎位异常、产力异常、压迫阻塞或胎先露下降困难时，应及时采取剖宫产结束分娩。

（3）是否在剖宫产的同时切除肌瘤存在争论，一般认为要从肌瘤生长的部位、大小而决定。

4.产褥期

应预防产后出血、感染等。大多数患者产后随子宫的复旧，子宫肌瘤相应缩小，需定期随访。如果需要手术，可在产后6个月以后进行。

妊娠对子宫肌瘤有什么影响？

（1）妊娠后肌瘤随孕周而增大　妊娠后由于子宫血供丰富，子宫肌瘤组织水肿，平滑肌细胞肥大，故肌瘤常相应增大。尤其在妊娠4个月以前更为明显，分娩后增大的肌瘤大多数可以缩小。

（2）肌瘤退行性变　由于肌瘤在妊娠期增大较快而供血不足，以致出现退行性变，其中以红色变性为多见，腹痛剧烈。

（3）子宫肌瘤蒂扭转　妊娠合并浆膜下肌瘤时，随着子宫逐步增大，有蒂的浆膜下肌瘤易发生蒂扭转，而发生剧烈腹痛。

在妊娠期间发现子宫肌瘤，若无腹痛、发热、阴道出血等特殊症状，一般不需特殊处理，定期产检就可以了。妊娠合并子宫肌瘤时互相之间是否产生影响则取决于肌瘤的大小、位置、类型及并发症等因素。

子宫肌瘤对妊娠有什么影响？

由于子宫肌瘤是一种激素依赖性肿瘤，而怀孕后的激素水平增高，可使肌瘤的增长速度加快。子宫肌瘤生长过快势必影响胎儿发育，在整个孕期，包括产褥期都会给患有子宫肌瘤的准妈妈和新妈妈带来不少麻烦。

1.孕早期

流产：妊娠早期肌瘤的存在不利于受精卵的着床和生长发育，流产的发生率是非肌瘤孕妇的2~3倍，患子宫肌瘤的孕妇早期流产率可达25%~40%，且常为不全流产，以致出血较多。黏膜下肌瘤可影响受精卵着床导致早期流产；肌壁间肌瘤过大会因机械压迫、宫腔变形或内膜供血不足引起流产。

2.孕中期、孕晚期

（1）胎位异常　大的肌壁间肌瘤或黏膜下肌瘤，可妨碍胎儿在子宫内活动而造成胎位不正，臀位和横位的发生率增加，因而手术率也增加。

（2）胎盘异常　容易发生胎盘前置或低置，增加难产率、产后出血率和剖宫产率。

（3）胎儿异常　胎儿宫内发育受限，也就是胎儿发育小于正常孕龄的胎儿。有两方面的原因，一方面子宫肌瘤争夺宫腔内有限的空间；另一方面子宫肌瘤和胎儿共同抢夺母体的有限营养供应，因此过大的子宫肌瘤，胎儿发育小于孕龄的比较多见。

（4）早产或晚期难免流产　孕期如果肌瘤增长过快，容易发生红色变性，表现为肌瘤迅速增大，剧烈腹痛，发热和白细胞计数升高。一般可以通过保守治疗缓解。但是，也会因为肌瘤变性而继发子宫收缩。如果不及时治疗，子宫收缩过频过强，或肌瘤变性不能通过保守治疗得到控制，则早产或晚期流产就不可避免了。

3.分娩期和产褥期

（1）子宫收缩乏力及难产　分娩过程中，由于肌瘤影响子宫的正常收缩，引起宫缩乏力，使产程延长；嵌顿在盆腔内的肌瘤如宫颈肌瘤、巨大的子宫下段肌瘤等，可以阻塞产道，造成难产。

（2）产后出血　子宫肌瘤患者可因胎盘粘连、胎盘附着面过大或排出困难而发生产后出血，也可因为子宫肌瘤影响产后子宫收缩，引起产后出血或子宫复旧不良，恶露引流不畅，易导致宫内感染及晚期子宫出血。黏膜下肌瘤还可导致产褥期感染。

子宫肌瘤需要治疗吗？

这个问题对每个女性来说都有不同的答案，有的人需要及时治疗，有的人却无须治疗，有的人需要彻底治疗，有的人只需要保守治疗，这是为什么呢？让我们来解开这个谜团吧！

子宫肌瘤的特点是性激素依赖性肿瘤，换句通俗的话来说，就是有性激素存在肌瘤就会生长，性激素没有了，肌瘤的生长也就停止了。而且，子宫肌瘤是一种良性的肿瘤，其恶变率低，生长缓慢，无症状的子宫肌瘤一般不影响月经、生育及健康。因此对于一个接近绝经，肌瘤小而且无症状的妇女，可以定期门诊检查，一般在绝经后肌瘤能够自然缩小甚至消退。对于一个无生育要求，肌瘤较大，又有明显症状的中年妇女来说，全子宫切除（包括子宫体及宫颈，保留正常的卵巢）就是一个不错的选择，简单有效，无后顾之忧。而对于未婚或是已婚未育的年轻女性来说，肌瘤有明显的症状或者肌瘤造成了不孕、流产，就需要做肌瘤切除的手术，保留生育的能力。

总之，对子宫肌瘤的处理必须因人而异，制定治疗方案时要根据患者的年龄、婚姻、生育情况，肌瘤部位、大小、数目，有无症状及其轻重，以及患者的全身情况，社会经济情况等等全面考虑，以达到完美的治疗效果。

子宫肌瘤与不孕是否相关？

子宫肌瘤患者多数可以受孕，妊娠直到足月，同时自然流产率高于正常人群，其比为4∶1。30%子宫肌瘤患者不孕，这部分患者因不孕就诊后检查时发现存在子宫肌瘤。子宫肌瘤引起不孕的原因是多方面的。肌瘤的部位、大小、数目可能对受孕和妊娠结局有一定的影响。宫颈肌瘤可能影响精子进入宫腔；黏膜下子宫肌瘤可阻碍孕囊着床；巨型原发性子宫肌瘤使宫腔变形，特别是输卵管间质部被肌瘤挤压不通畅，妨碍精子通过；有人认为子宫肌瘤引起的肌壁、子宫内膜静脉充血及扩张，特别是对子宫内膜的影响，导致子宫内环境不利于孕囊着床或对胚胎发育供血不足而致流产。

子宫肌瘤与流产是否相关？

子宫肌瘤合并妊娠最常见的并发症为流产，其发病率高达50%~70%，是无肌瘤患者的2~3倍。且多发性肌瘤比单个肌瘤患者的流产率高。

发生流产的原因：黏膜下肌瘤可能因为孕囊着床后，子宫内膜供血不足而导致流产；较大的肌瘤造成子宫腔变形及机械性压迫障碍而发生流产；妊娠期，由于肌瘤生长迅速，易于发生肌瘤退行性变及催产素酶的活性改变，导致子宫兴奋性和子宫平滑肌收缩力增强，也可引起流产。

子宫肌瘤患者可以结婚、生育吗？

当然！子宫肌瘤的患者当然有结婚的权力！任何一个国家的法律也没有禁止子宫肌瘤患者结婚的规定。而且，绝大多数子宫肌瘤的患者都可以自然受孕，并且妊娠到足月分娩。

但是，有些妇女的不孕与子宫肌瘤还是有一定的联系的。有些妇女在经过子宫肌瘤切除的治疗后，即能怀孕。有些妇女的反复流产也与肌瘤有关。因此，子宫肌瘤的部位、大小、数目可能对受孕以及妊娠的结果（流产、早产等）有一定的影响。

譬如说，宫颈的肌瘤改变了宫颈管的形态与功能，影响了精子进入宫腔，造成不孕。黏膜下的肌瘤造成了宫腔内环境的改变，使受精卵无法找到合适的“土壤”来生根发芽。巨型的多发性肌瘤更容易使宫腔变形，并且会挤压精子与卵子相会的必经之路——输卵管，使输卵管不通畅，甚至粘连、阻塞。子宫体部较大的肌瘤会造成胎盘血供不良，导致胎儿宫内生长发育迟缓，甚至胎死宫内。同时也会造成胎盘位置的异常，如前置胎盘、低置胎盘。子宫下段或是宫颈部位的肌瘤可导致足月分娩时产道梗阻，发生难产。子宫肌瘤也会引起产后子宫收缩乏力，导致产后出血。

由此可见，子宫肌瘤并不可怕，但也不能等闲视之。在战略上要藐视它，在战术上要重视它。结婚、生育是女性的自然之道，是小小的子宫肌瘤无法阻挡的！

子宫肌瘤患者预后如何？

子宫肌瘤是妇科常见病、多发病，是常见的一种子宫良性肿瘤，也是人体中最常见的肿瘤之一。即使很大肌瘤，其病理性质仍为良性，恶变率很低，仅0.4%~0.8%左右。其最终结局有以下3种情况。

（1）患者终身带瘤生存，长期观察或药物治疗，子宫肌瘤生长速度缓慢。

（2）子宫肌瘤逐渐增大，药物治疗无效，当子宫肌瘤增大超过孕3月大小，伴有压迫或贫血症状时应考虑手术治疗。

（3）肌瘤增大迅速，疑恶变者，则应争取及早手术。

前面已经说过，子宫肌瘤是一种良性肿瘤，医学发展到今天，针对子宫肌瘤已经有了一系列详细而有效的诊疗常规，患者应当正视自己的病情，并根据医生的建议，选择一个针对性强的、最适合的治疗方法，是可以完全治愈子宫肌瘤的。目前在中国，我们几乎看不到子宫肌瘤造成死亡的病例了。

子宫肌瘤患者能否顺产？

在妊娠晚期（36~38周），产科医生一般会根据肌瘤大小、部位、胎儿和母体的具体情况而拟定分娩方式。大多数妊娠合并子宫肌瘤患者如果没有合并其他产科因素的话可以阴道试产。毕竟，阴道分娩时会阴侧切对母体损伤小，而且子宫上没有手术切口，分娩时出血量一般比剖宫产少。如果子宫肌瘤生长部位不阻塞产道，可以经阴道分娩，新生儿窒息率也无显著增高。但如果在分娩过程中出现胎位异常、产力异常、胎先露下降困难时，应及时采取剖宫产结束分娩。分娩时和分娩后需要加强子宫收缩治疗防止产后出血。另外，足量的抗生素应用对预防感染也十分重要。

子宫肌瘤会造成难产吗？

在分娩过程中，有4个因素影响着分娩：产力、产道、胎儿以及孕妇的心理状况。在这4个因素之中有任何一个出现问题，都有可能造成难产。绝大多数子宫肌瘤不会影响分娩。少部分患有子宫肌瘤的孕妇可能因为子宫肌瘤的原因发生难产，原因如下：

（1）子宫肌瘤过大，或者因为宫颈肌瘤、黏膜下肌瘤压迫阻塞产道，影响胎头下降，而影响分娩。

（2）因子宫肌瘤的存在影响了子宫有效收缩，产生了产力异常或胎位的异常而出现难产征象。

（3）还有一部分患者希望剖宫产手术同时解决子宫肌瘤问题而做了选择性的手术。

剖宫产同时能否行子宫肌瘤切除术?

剖宫产时是否同时切除肌瘤或子宫，需要根据肌瘤的大小、部位及患者的情况而定。一般不主张同时行子宫肌瘤切除术，其原因为妊娠期间由于子宫血供丰富，肌瘤组织充血、水肿、肌细胞肥大，手术容易出血；另一方面剥除肌壁间肌瘤后破坏了子宫平滑肌纤维的完整性，影响产后子宫收缩，增加产后出血、产褥感染及术后复发率。如果患者为浆膜下子宫肌瘤，或者为单一的肌壁间小肌瘤，血供较少，对子宫肌纤维影响较小，手术要求的技巧相对较低，可以在剖宫产同时行子宫肌瘤切除术，术中注意止血。肌瘤过大或多发性肌壁间肌瘤，一般不选择剖宫产同时行子宫肌瘤切除术。若在阴道分娩过程中，黏膜下肌瘤排入阴道，可待胎儿娩出后经阴道切除脱出的带蒂肌瘤。

子宫肌瘤是否影响胎儿的生长发育及智力?

随着社会的进步和对教育的重视，父母对胎儿的生长发育及胎儿的智力均非常关注。子宫肌瘤并不影响胎盘、胎儿血供，故一般不影响胎儿的生长发育及智力。目前仅有个别报道显示过大的宫体部肌瘤可能会导致胎儿宫内生长发育迟缓，但尚缺乏明确的理论依据，故孕妇无须过度担忧。

子宫肌瘤会增加产后出血吗?

子宫肌瘤是否会增加产后出血和子宫肌瘤的大小和部位有关。黏膜下肌瘤及肌间肌瘤可能会增加产后出血，浆膜下子宫肌瘤很少增加产后出血。子宫肌瘤引起产后出血的原因有多种解释：

（1）子宫内膜脱落面积大，修复时间长。

（2）肌壁间肌瘤的存在妨碍子宫有效的宫缩止血，子宫静脉血窦不能及时关闭。

（3）黏膜下肌瘤继发子宫内膜感染，引起子宫内膜炎，继发远期产后出血。

产后子宫肌瘤会缩小吗？

妊娠期间由于子宫血供丰富，患者处在高雌激素和高孕激素状态，肌瘤组织充血、水肿、肌细胞肥大，表现为子宫迅速长大，尤其妊娠前4个月更为明显。而分娩后，多数肌瘤可以缩小。

子宫肌瘤何时开始缩小及缩小程度和患者体内雌激素及孕激素水平有关，哺乳期体内雌激素及孕激素处在较低水平，有利于子宫肌瘤缩小，故提倡子宫肌瘤患者母乳喂养。到月经完全恢复正常周期后，体内雌激素及孕激素水平恢复到孕前，子宫肌瘤一般不再缩小。个别患者在产褥期有子宫肌瘤血供障碍，可能会出现子宫肌瘤的红色变性，一般采用姑息治疗，无需手术。

子宫肌瘤患者产褥期如何处理？

产褥期是产妇从胎盘娩出至恢复或接近正常未孕状态所需的时间，一般为6周。子宫肌瘤患者可因胎盘粘连、胎盘附着面过大或排出困难而发生产后出血；也可因子宫肌瘤影响产后子宫收缩，引起产后出血或子宫复旧不良；恶露引流不畅，易导致宫内感染及晚期子宫出血。

另外，分娩后由于胎儿及其附属物的娩出，子宫体积迅速缩小，肌瘤体积改变迅速，包膜易发生血管破裂，出血弥散于组织内，发生红色变性。产妇可出现剧烈腹痛，伴恶心、呕吐、发热，查血常规可有白细胞计数升高，查体可出现肌瘤部位压痛明显。确诊后一般采用保守对症处理，几乎均能自行缓解，以后定期复查，根据患者的不同情况，确定不同的治疗方案，必要时择期手术。

所以，对产褥期的子宫肌瘤患者，均需用抗生素防感染，催产素加强宫缩。也可服用中药协助子宫收缩、复旧，防治产褥感染。

围绝经期子宫肌瘤如何处理？

子宫肌瘤为性激素依赖性肿瘤，多见于中年妇女，于绝经后随着体内雌激素水平降低，肌瘤将自然萎缩变小，少数甚至消失。其恶变率低，生长缓慢，无症状的子宫肌瘤对健康无影响。

围绝经期无症状的小肌瘤可采取定期随访观察，以期绝经后肌瘤自然消退；如果肌瘤较大，有膀胱直肠等压迫症状，甚至因为肌瘤引起继发贫血患者，需要考虑手术。因为围绝经期患者往往合并子宫内膜的增生过长，需要诊断性刮宫排除因子宫内膜病变引起的月经过多。如子宫肌瘤短期内迅速长大伴有不规则阴道出血应考虑肌瘤恶变，需要及时手术。总之，因为围绝经期患者近绝经期，体内雌激素水平很快下降，除非有明显的症状，一般不主张手术，建议定期随访。

关于子宫肌瘤的社会宣传有哪些误区？

子宫肌瘤是女性盆腔内最常见的良性肿瘤，恶变率极低。对于子宫肌瘤不用谈“瘤”色变。定期去正规的医院进行妇科检查和超声检查，采纳正规医院医生的治疗意见，是正确治疗子宫肌瘤的关键。

有了子宫肌瘤，并不是一定需要手术。但是，如果出现需要手术的指征，仍然需要手术。对于子宫肌瘤患者，千万不能轻信来自于媒体的广告宣传，片面认为某些药物可治愈子宫肌瘤，或者某些物理治疗能治愈子宫肌瘤。

事实上，目前药物治疗只能使子宫肌瘤缩小，一旦停药，大多数患者的子宫肌瘤又会继续生长。某些所谓的“药到病除”的中成药成分复杂难以评估其实际疗效。所以，宣传能将子宫肌瘤“斩草除根”的药物、偏方都是不可信的。

近年来，也有不少子宫肌瘤物理治疗方法的宣传，就是不开刀治疗子宫肌瘤，如微波、冷冻和超声聚集热疗等方法，这些方法治疗肌瘤有一定原理，但是其实际疗效还需治疗后长期随访，才能得以肯定。

病因篇

- 什么是子宫肌瘤的组织学发生？
- 妇女为什么会患子宫肌瘤？
- 哪一年龄段易患子宫肌瘤？
- 子宫肌瘤是怎么形成的？
- 子宫肌瘤与遗传因素有关吗？
- ……

什么是子宫肌瘤的组织学发生？

子宫肌瘤的组织学发生是一个比较专业的问题，但是熟悉一下对于我们加深对子宫肌瘤的了解还是很有益处的。

子宫肌瘤的组织起源，目前各家意见尚未一致，有人认为是未成熟的子宫壁平滑肌细胞所产生，也有人认为是发生于子宫血管壁的平滑肌组织。目前较为一致的看法是，子宫肌瘤是衍生于单个子宫肌细胞的单克隆肿瘤，多发性子宫肌瘤可能是由于在子宫肌层内多灶性潜伏的细胞所形成的多源性单克隆肿瘤。这句话是什么意思呢？换个说法，单个肌瘤就是一个子宫的肌细胞不断复制自己，形成了一个子宫肌瘤，而多个肌瘤的形成就是多个子宫的肌细胞同时或者前赴后继地复制自己，形成了多个肌瘤。

近年来的一些研究提示人类子宫肌瘤的发生可能是来自子宫内未分化的间叶细胞，在某些病理条件下增生、分化为平滑肌细胞而形成的。

妇女为什么会患子宫肌瘤？

为什么女性容易得子宫肌瘤呢？主要有以下原因。

（1）肥胖人群增多。一方面脂肪会代谢成雌激素（子宫肌瘤依赖于雌激素生长）；另一方面，女性每超重10kg，患子宫肌瘤的风险相应增加21%。

（2）饮食因素。现在肉食代替素食成了餐桌的主角，而以肉食为主的女性患子宫肌瘤的机会，比素食为主的女性高。

（3）口服避孕药。服用避孕药年龄较早的女性，患子宫肌瘤的机会相对较高。

（4）环境影响。长期处于有毒有害环境，比如接触农药、食用含激素饲料喂养的黄鳝、甲鱼等，容易患子宫肌瘤。

（5）月经变化。现代女性月经时间发生变化，初潮提前，以前多在16~18岁，现在多在11~12岁，这也是一个因素。

哪一年龄段易患子宫肌瘤?

子宫肌瘤一般多见于30~50岁的育龄妇女，其中，40~50岁的妇女发生率高达51% ~60%！但这并不完全意味着这年龄段的女性容易患子宫肌瘤，而是由于她们经常行常规妇科检查。随着医疗技术发展，几毫米的小肌瘤都可以被诊断出来。

当然，处于青春期的女性以及绝经后的老年女性更应小心，因为发生于这两个阶段的子宫肌瘤往往会被忽视，等到症状明显时再就诊，就会错过了治疗的最佳时机，造成不可逆的损伤。

子宫肌瘤是怎么形成的?

细胞遗传学的研究表明子宫肌瘤具有染色体的结构异常，这种变化包括许多染色体的易位、丢失和重排，这在子宫肌瘤的发病机制中是非常重要的，是子宫肌瘤形成的起始条件。此后，在性激素（包括雌激素、孕激素）的作用下，并与一些生长因子，如表皮样生长因子、胰岛素样生长因子、嗜碱成纤维细胞生长因子相互作用，使肌瘤通过无性繁殖的方式逐渐增大。

子宫肌瘤是类固醇激素依赖肿瘤，其发生与遗传、基因突变有关。异常表达的基因主要涉及细胞信号和传递蛋白、离子通道和运输蛋白等，基因结构的改变，可促使子宫肌瘤细胞增殖。子宫肌瘤在孕期生长速度较快，而绝经后萎缩。雌激素、孕激素在子宫肌瘤的生长过程中起着关键作用。研究发现，平滑肌瘤的有丝分裂在黄体期开始活跃，在月经期维持在高水平。卵巢激素可通过细胞因子或生长因子发挥促子宫肌瘤生长的作用。雌激素、孕激素亦可调节这些生长因子及细胞因子的基因表达，并影响其他基因的转录。这些细胞因子及生长因子的异常增生能促进有丝分裂，引起细胞增殖，使细胞外基质得以累积。

子宫肌瘤与遗传因素有关吗？

长期以来，人们都以为良性肿瘤没有染色体的变化，子宫肌瘤并非遗传性疾病。但是在临床实践中，我们发现子宫肌瘤有家族遗传现象。曾有人采用遗传流行病学病例对照研究方法，选取病例组和对照组共274个家系进行研究。病例组为137例经手术和病理确诊为子宫肌瘤患者的家系（包括其一级亲属——母亲、姐妹、女儿），对照组为137例同期住院经诊断无子宫肌瘤的患者的家系（包括其一级亲属——母亲、姐妹、女儿），结果发现：病例组一级亲属的子宫肌瘤患病率为13.03%，显著高于对照组的8.02%（$P<0.05$），说明子宫肌瘤发病呈家族聚集性，遗传因素起一定作用。当然，遗传并非是子宫肌瘤发生的唯一原因，有很多因素我们将在下面一一讲述。

基因变异与子宫肌瘤的发生有关吗？

我们可以肯定地说，有关！研究表明子宫肌瘤具有染色体的结构异常。体细胞的突变是肌瘤形成的基础，体细胞的突变包括点突变、染色体的丢失、染色体的增加等多种染色体畸变。一些研究表明，某些染色体片段的重排与子宫肌瘤的发生发展可能有内在联系。突变细胞具有了一种生长优势，从而加快了细胞的有丝分裂速度，形成肌瘤。

雌激素对子宫肌瘤生长有影响吗？

无数的研究表明，雌激素是肌瘤生长的主要促进因素。临床上的很多现象都证实了这一点，如在青春期前很少发生子宫肌瘤，子宫肌瘤在妊娠后随着妊娠的进展而逐渐增大，在绝经后子宫肌瘤会明显缩小等等。实验证明，子宫肌瘤组织中雌激素的浓度比正常肌层组织中有明显增高，子宫肌瘤组织的雌激素受体浓度也明显高于周边正常肌层组织。雌激素通过刺激孕激素受体、表皮样生长因子、胰岛素样生长因子而使肌瘤生长。

雌激素及细胞核上雌激素受体的上调能促进子宫肌瘤生长。雌激素受体形成杂二聚体并与DNA上雌激素反应元件结合，使雌激素在靶器官发挥雌激素效应。这些研究奠定了子宫肌瘤基因治疗的基础。有学者应用显性负雌激素受体基因，转录产生杂二聚体，能阻断正常的雌激素杂二聚体与细胞核上雌激素反应元件结合，阻断雌激素的作用。结果表明，通过显性负雌因素受体基因的转录，最终可使子宫肌瘤细胞凋亡增加，肌瘤生长停止。

子宫肌瘤中含有芳香化酶，自身能合成雌激素。子宫肌瘤组织中芳香化酶的含量远远超过正常肌层。体外实验表明，刺激芳香化酶的活性能促使肌瘤细胞增生，抑制芳香化酶活性则抑制其增生。用雄烯二酮培养子宫平滑肌细胞可使甾体激素前体转变成为雌酮，雌酮需转变为雌二醇才能充分发挥其作用。这个过程需要子宫肌瘤中的17β-羟甾类脱氢酶2的作用。芳香化酶在这个过程中起到了关键作用。前列腺素E2或结合糖皮质激素或细胞因子则可刺激芳香化酶的活性。研究表明，约91%子宫肌瘤中，可通过定量逆转录聚合酶链反应检测到芳香化酶mRNA。但芳香化酶mRNA水平与子宫肌瘤的大小、重量无关，与患者年龄有一定的相关性。芳香化酶对于围绝经期或绝经后患者子宫肌瘤的生长起到了关键作用。

孕激素对子宫肌瘤生长有影响吗？

近年来，有越来越多的研究发现孕激素在肌瘤的发生与生长中有着重要的作用，在一些并非针对孕激素的研究中，研究人员却发现在使用孕激素的受试人员中，肌瘤有明显的增大，而未使用孕激素的受试人员却没有这种情况，而且在停用孕激素后，肌瘤又恢复到了以前的大小。因此，孕激素很可能以某种方式促进了肌瘤的形成，并且刺激了肌瘤的生长。所以说，孕激素也是促进肌瘤生长的重要因素。

雄激素对子宫肌瘤生长有影响吗？

雄激素可以对抗雌激素，控制子宫出血（月经过多）及延长月经周期。在临床上使用雄激素后不仅可使肌瘤停止生长，而且可使1/3~1/2的患者的肌瘤退化、萎缩变小。因此，雄激素被广泛应用于子宫肌瘤的药物治疗中，并且收到了良好的效果。因雄激素使水钠潴留，故对心力衰竭、肝硬化、慢性肾炎、浮肿等患者应慎用或忌用。

近年来，临床上发现在绝经后的妇女中，仍有子宫肌瘤持续增大的现象，考虑到绝经后雌激素与孕激素都处于一个比较低的水平，而雄激素则有明显的升高，因此，不能排除雄激素刺激子宫肌瘤生长的可能。同时有的研究认为肌瘤的发生还可能与雄激素有关，故有的学者倾向不用雄激素治疗子宫肌瘤。

表皮样生长因子与子宫肌瘤有关吗？

表皮样生长因子（EGF）是一种多肽，有促进上皮细胞分裂的作用，对多种组织和不同类型的细胞也有促进生长的作用。目前已经证实在子宫肌瘤的细胞中有表皮样生长因子的结合部位存在。许多实验证实，表皮样生长因子有促进子宫肌瘤及肌层组织生长的作用。雌激素与孕激素对表皮样生长因子的产生起着主导作用，雌激素可上调肌瘤细胞的孕激素受体，为孕激素刺激表皮样生长因子产生做准备。

表皮样生长因子可促进有丝分裂。研究表明，应用孕激素刺激子宫平滑肌瘤组织能升高表皮样生长因子含量，而雌激素可使子宫平滑肌瘤组织表皮样生长因子受体表达增加，用促性腺激素释放激素激动剂（GnRH-a）可治疗表皮样生长因子受体减少。与表皮样生长因子类似的细胞因子及生长因子还包括：血小板源性生长因子、胰岛素样生长因子、碱性成纤维细胞生长因子、甲状旁腺激素相关肽、泌乳素、内皮素21、血管内皮生长因子、人类绒毛膜促性腺激素、白介素8、垂体瘤转移生长因子21等，它们自身或其受体在子宫平滑肌瘤中表达均增加，其中大多数与月经周期密切相关，受雌激素、孕激素变化的影响。可通过GnRH-a中和抗体或抗雌激素、孕激素制剂抑制其作用。

胰岛素样生长因子与子宫肌瘤有关吗？

胰岛素样生长因子也是一种肽类。研究证明在人类子宫肌瘤中有胰岛素样生长因子的基因表达，提示这种生长因子可能是导致雌激素促进肌瘤细胞增殖的中介物质，并对子宫肌瘤的发生和生长起作用。

同时，研究证实在子宫肌瘤中雌激素可增加肌瘤细胞与胰岛素的结合，导致子宫肌瘤细胞对胰岛素产生敏感性，发挥胰岛素促进有丝分裂的作用，从而导致子宫肌瘤的生长。

生长激素与子宫肌瘤有关吗？

生长激素已被证实与子宫肌瘤有关。有一个明显的例子，在肢端肥大症（由高生长激素水平导致）的患者中，子宫肌瘤的发生率明显增高。实验证明，生长激素可调节子宫和子宫肌瘤的生长与分化，并可通过增加胰岛素样生长因子的途径发挥作用，促进和维持子宫肌瘤的生长。

子宫肌瘤与生育之间有哪些关系？

目前，各种原因造成的不孕不育的发病率有逐年上升的趋势，其中，子宫肌瘤占了相当大的一部分。子宫肌瘤的部位、大小、数目可能对受孕以及妊娠的结果（流产、早产等）有一定的影响。

子宫肌瘤导致的不孕与肌瘤生长的位置有关。譬如说，宫颈的肌瘤会改变宫颈管的形态与功能，影响精子进入宫腔，从而造成不孕。黏膜下的肌瘤可造成宫腔内环境的改变，使受精卵无法找到合适的“土壤”来生根发芽。巨型的多发性肌瘤更容易使宫腔变形，并且会挤压精子与卵子相会的必经之路——输卵管，使输卵管不通畅，甚至粘连、阻塞。

子宫肌瘤合并妊娠，其流产的发生率高达50%~70%。特别是黏膜下肌瘤，可造成受精卵着床后子宫内膜血液供应不足而发生流产。子宫体部较大的肌瘤会造成胎盘血供不良，造成胎儿宫内生长发育迟缓，甚至胎死宫内。同时也会造成胎盘位置的异常，如前置胎盘，低置胎盘。子宫下段或是宫颈部位的肌瘤可导致足月分娩时产道梗阻，发生难产。子宫肌瘤会引起子宫肌肉收缩乏力，导致产程延长，也会引起产后子宫收缩乏力，导致产后出血。

子宫肌瘤与饮食之间有哪些关系？

子宫肌瘤的形成与长期大量雌激素刺激有关，而动物实验表明，高脂肪食物促进了某些激素的生成和释放，故肥胖妇女子宫肌瘤的发生率明显升高。因此培养良好的饮食习惯，对子宫肌瘤有一定的抑制作用。

子宫肌瘤患者的饮食应注意以下几点：

（1）饮食宜清淡，不食羊肉、虾、蟹、鳗鱼、咸鱼、黑鱼等食物。

（2）忌食辣椒、麻椒、生葱、生蒜、白酒等刺激性食物及饮料。

（3）禁食桂圆、红枣、阿胶、蜂王浆等热性和含激素成分的食品。

（4）多食瘦肉、鸡肉、鸡蛋、鹌鹑蛋、鲫鱼、甲鱼、白鱼、白菜、芦笋、芹菜、菠菜、黄瓜、冬瓜、香菇、豆腐、海带、紫菜、水果等。

子宫肌瘤与肥胖之间有哪些关系？

医学上将实际体重在平均标准体重的120%以上视为肥胖。女性过于肥胖对生育功能有什么影响呢？首先，女性体内存在一定量的雄激素，而对于女性肥胖者来说，过多的脂肪将导致体内雄激素转变为雌激素，造成雌激素生成量增多，女性肥胖者由这种方式生成的雌激素量为正常体重者的

2~5倍；此外肥胖还可改变雌激素的代谢途径，生成较多的有生物活性的产物——雌三醇。这两种方式生成的女性激素不像卵巢分泌的雌激素那样具有周期性活动，也不能诱发排卵，月经则可能稀少、淋漓或量多，体内高水平的雌激素长期作用而无孕激素的对抗，从而易引起子宫内膜增生，导致月经不调、子宫肌瘤等一系列妇科疾病。

虽然患子宫肌瘤的人中肥胖者的确较多，但这只是一种倾向性。并不能说明肥胖是子宫肌瘤的病因。子宫肌瘤的成因尚不明确。研究证明子宫肌瘤与雌激素和孕激素等女性激素有着密切的相关性。但由于雌激素的生成与脂肪密切相关，因此，人们很容易把脂肪与雌激素，脂肪与子宫肌瘤联想到一起，进而得出了“肥胖=子宫肌瘤”这一错误的公式。希望每个肥胖女性都能采用科学的减肥方法，配合正确的药物治疗，将自己的体重控制在正常范围内，保持全身及生殖系统的正常功能，使体形更加健美，身体更加健康。

子宫肌瘤与何种药物使用有关？

子宫肌瘤的病因目前还不清楚，但其生长与性激素密切相关是肯定的，因此，凡是导致性激素水平改变的因素都会刺激子宫肌瘤生长，对下列药物患者应予以关注。

首先是性激素类药物，包括避孕药、孕激素、雌激素、米非司酮等，如果非用不可，一定要权衡利弊。一些含有性激素的食物和保健品也会刺激子宫肌瘤的生长，应避免食用。

临床上雌激素应用广泛，主要用于治疗功能失调性子宫出血、人工周期疗法、避孕、回奶、绝经后激素替代治疗等。雌激素能促进子宫的血液运行并促进子宫平滑肌细胞肥大增生，因此，子宫肌瘤患者服用雌激素后，肌瘤生长迅速，并容易发生变性反应。因此子宫肌瘤患者最好不要使用雌激素，以免发生严重后果。

孕激素能抑制子宫肌肉的自发性收缩，使子宫内膜发生分泌期变化，使子宫血管扩张，血流量增加。临床上常用的孕激素类药物主要用于调节月经周期、弥补黄体功能不足、避孕、治疗子宫内膜异位症等。子宫肌瘤患者服用孕激素类药物，小剂量应用于避孕时，对子宫肌瘤无明显影响。但长期应用是否能促进肌瘤生长，尚有待进一步研究。因此子宫肌瘤患者应慎用避孕药，可以根据医生的指导选用其他方法避孕。大剂量用于治疗子宫内膜异位症时，有可能引起子宫肌瘤水肿、出血及坏死。因此，子宫肌瘤患者要慎用黄体酮类药物，一旦应用，应遵照医生的嘱咐，定期复查，以免发生恶变及急性出血现象。

很多职场打拼的女性为延缓衰老，定期前往美容院美容瘦身，且服用美容院自制的含激素抗衰老美容产品，而这恰好导致体内雌激素过剩，刺激子宫肌瘤的形成，并会造成其他的一些妇科疾病。

年轻女性朋友要预防子宫肌瘤，切勿滥用药物或各种保健品，尤其是含有雌激素的保健品，如一定要使用则必须在妇科医生指导下应用；平日需饮食合理，尽量多吃新鲜蔬菜、水果；如发现患有子宫肌瘤，不要异常紧张，也不要粗心大意，应前往正规医疗机构进行专科治疗。

症状篇

- 子宫肌瘤有哪些临床类型？
- 无自觉症状的子宫肌瘤是怎么被发现的？
- 子宫肌瘤有什么不同的临床表现？
- 为什么子宫肌瘤会引起出血？
- 为什么子宫肌瘤有时会有腹部肿块？
- ……

子宫肌瘤有哪些临床类型？

在临床上，从患者年龄、生育要求，症状及肌瘤的部位、大小、数目全面考虑，为方便临床诊断和治疗，子宫肌瘤常见的分类法有以下几种。

按照子宫肌瘤的数目分为：单发子宫肌瘤和多发性子宫肌瘤。

按照子宫肌瘤部位分为：子宫体肌瘤和子宫颈肌瘤，少见的有阔韧带肌瘤，圆韧带肌瘤等特殊部位肌瘤。

按照肌瘤与子宫肌层的关系分为以下几种：

（1）肌壁间肌瘤　为最多见的肌瘤，占总数60%~70%。肌瘤位于子宫肌层，周围均有子宫肌层包绕。

（2）浆膜下肌瘤　较肌壁间肌瘤少见，占总数的20%~30%。子宫肌瘤向子宫浆膜面生长，突出在子宫表面而形成浆膜下肌瘤，其表面仅由子宫浆膜层覆盖。

（3）黏膜下肌瘤　子宫肌瘤向宫腔突出，以致周围脱离肌壁而表面仅由子宫内膜覆盖，占肌瘤总数的10%~15%。

无自觉症状的子宫肌瘤是怎么被发现的？

近年来子宫肌瘤的发病率不断在升高，这主要与人们生活水平的提高、医疗保健知识的普及、女性自我保健意识的增强有关。大多数患有子宫肌瘤的妇女并没有明显的症状，只是在妇科体检或其他原因到妇产科看病时被偶然发现。随着妇女保健事业的发展和普查的日益普遍开展，以及医学超声检查的应用，小到1cm的小肌瘤也能从B超检查中显示出来，使子宫肌瘤的检出率明显增加。因此一般建议30岁以上的女性每年进行妇科体检，以期早发现、早治疗。

子宫肌瘤有什么不同的临床表现？

子宫肌瘤的临床表现常随肌瘤生长的部位、大小、生长速度、有无继发变性及合并症等而异。临床上常见的现象是子宫出血、腹部包块、疼痛、邻近器官的压迫症状、白带增多、不孕。还可能有全身情况的改变，如营养状况改变、贫血、心功能及泌尿系统状态改变，这些往往与病程长短以及出血量或其他并发症有关。此外，子宫肌瘤的无症状患者亦为数不少。

为什么子宫肌瘤会引起出血？

子宫出血为子宫肌瘤的主要症状。出现于半数或更多的患者，其中以周期性出血（月经量过多、经期延长或者月经周期缩短）为多，约占2/3；而非周期性（持续性或不规则）出血约占1/3。出血主要由于肌壁间肌瘤和黏膜下肌瘤引起，周期性出血多发生在肌壁间肌瘤；而黏膜下肌瘤则常常表现为不规则出血；浆膜下肌瘤很少引起子宫出血。子宫肌瘤引起子宫出血原因很多，可有以下几个因素。

（1）子宫肌瘤患者常由于雌激素过高而合并子宫内膜增殖及息肉，致月经时量多。

（2）子宫肌瘤所致子宫体积增大，内膜面积增加，出血量过多和出血过久。

（3）黏膜下子宫肌瘤，黏膜表面经常溃烂、坏死，导致慢性子宫内膜炎而引起淋漓不断出血。

（4）肌壁间子宫肌瘤，会影响子宫收缩，或黏膜下肌瘤内膜剥脱而本身无法收缩，均致出血量多及持续时间延长。

（5）较大肌瘤可合并盆腔充血，使血流旺盛而量多。

（6）围绝经期月经不调。

子宫肌瘤引起出血的原因，往往不是单一的，而是几个因素共同作用的结果。出血量和性质主要取决于肌瘤生长部位，而与肌瘤大小和个数并不完全相关，一个较大的浆膜下肌瘤可不发生子宫出血，而一个很小的黏膜下肌瘤却可引起让人难以置信的大出血。黏膜下子宫肌瘤导致子宫出血的更主要原因在于黏膜下肌瘤影响子宫收缩，同时极易导致感染、水肿、坏死，这样不仅会加重经期出血，而且可能出现不规则出血、排液等，甚至长期淋漓不净。所以，在各类肌瘤中，黏膜下肌瘤最易引起出血，几乎达100%；而肌壁间肌瘤和浆膜下肌瘤分别为74%和36%。

子宫肌瘤患者月经量过多或者经期延长均可单独存在或合并出现，若与月经周期缩短（过频）同时存在，则可在短时间内丢失大量血液而致严重贫血、乏力、心悸等症状。

为什么子宫肌瘤有时会有腹部肿块？

下腹部肿块常为子宫肌瘤患者的主诉，可高达69.6%。有时也可能为肌瘤的唯一症状。凡向腹腔内生长不影响子宫内膜的肌壁间肌瘤，尤其位于子宫底部或带蒂的浆膜下肌瘤往往有这种情况。腹部肿块的发现多在子宫肌瘤长出骨盆腔后，常在清晨空腹膀胱充盈时明显，由于子宫及肌瘤被推向上方故患者易于自己触得。对于4~5个月以上的妊娠子宫，在膀胱不充盈时亦可触及子宫肌瘤，一般位于下腹正中，少数可偏居下腹一侧，质硬或有高低不平感，较大者多出现变性，较软而表面光滑。

有少数患者子宫肌瘤增大已超出妊娠3个月大小，但由于生长部位在子宫下段或宫颈部位，尤其位于子宫后壁、盆腔深部，而未超出骨盆入口时，患者和医生就无法摸到肌瘤。另外，有极少数患者腹壁肥厚，又无临床症状，即使子宫肌瘤已长至妊娠4~5个月大小，也未引起患者注意。还有些妇女感觉到腹部膨隆，自以为是人到中年发福了，久久未诊治。所以对于已婚的妇女，每年妇科普查一次是必要的。

女性的腹部肿块是否就是子宫肌瘤？

女性腹部的肿块及盆腔肿块可能来源于不同的脏器，如肝胆脾胰及双肾、肠道、膀胱；也可能为妊娠子宫或内生殖器肿瘤，如卵巢良性及恶性肿瘤、子宫良性及恶性肿瘤等。不能将腹部及盆腔的肿块一概归为子宫肌瘤。子宫位于盆腔深部，肌瘤初起时腹部摸不到肿块，当子宫肌瘤逐渐增大，使子宫超过3个月妊娠大小，或位于子宫底部浆膜下时，肌瘤较易从腹部触及。子宫肌瘤导致的肿块一般居下腹正中部位，实性、可活动但活动度不大、无压痛、生长缓慢，如果患者腹壁厚，子宫增大可超出盆腔达4~5个月妊娠大小，患者仍难自己发现。所以当女性腹部变大了，不能简单用“胖”来进行自我解释，需要去医院及时做检查。

为什么子宫肌瘤会引起疼痛？

子宫肌瘤一般不产生疼痛症状，出现疼痛症状多因肌瘤本身发生病理性改变或合并盆腔其他疾病所引起。主要有以下原因。

（1）压迫　子宫肌瘤压迫盆腔血管引起淤血或压迫神经导致疼痛。大的浆膜下肌瘤向阔韧带内生长不仅可压迫神经血管引起疼痛，而且还可压迫输尿管引起输尿管或肾盂积水而致腰痛。

（2）变性　子宫肌瘤红色变性，多见于妊娠期，表现为下腹急性腹痛，伴呕吐、发热及肿瘤局部压痛。

（3）扭转　浆膜下子宫肌瘤蒂扭转，或宫底部巨型浆膜下子宫肌瘤在个别情况下引起的子宫扭转均可发生急腹痛。

（4）子宫黏膜下肌瘤　子宫黏膜下肌瘤由宫腔内向外排出中也可引起腹痛，但一般情况下排出过程是缓慢渐进的，而宫颈松软，由肌瘤刺激子宫收缩引起阵发性下腹不适，很少引起急性下腹痛。当黏膜下肌瘤感染坏死，继发急性盆腔炎时，可引起急性下腹痛，但少见。

（5）感染　子宫肌瘤坏死感染引起盆腔炎，粘连牵拉等所致。

（6）由合并症引起　子宫肌瘤合并子宫内膜异位症患者，表现为周期性下腹痛，痛经进行性加剧，常伴有肛门坠胀、性交痛，而非急性下腹痛。曾有文献报道，子宫肌瘤患者因服用避孕药发生肌瘤灶内出血，引起急性下腹剧痛。肌瘤组织学检查示多灶性出血，而称为肌瘤卒中。

为什么子宫肌瘤会有压迫症状？

子宫肌瘤引起的压迫症状，多发生于子宫颈部肌瘤或为子宫体下段。因肌瘤增大充满骨盆腔，压迫周围脏器而引起。压迫膀胱，则出现尿频或排尿困难、尿潴留等；压迫输尿管可致肾盂积水、肾盂肾炎；生长在子宫后壁的肌瘤可压迫直肠引起便秘甚至排便困难；盆腔静脉受压可出现下肢水肿。如果浆膜下肌瘤嵌顿于子宫直肠陷凹，也可出现膀胱或直肠压迫症状。压迫症状在月经前期较显著，此乃子宫肌瘤充血肿胀之故。

为什么子宫肌瘤会有白带增多？

子宫肌瘤引起白带增多者约占41.9%。以下情况可导致白带增多。

（1）子宫肌瘤常伴有雌激素水平持续偏高，导致出现无排卵月经或子宫内膜增生过长，引起宫颈透明黏液量过多，似蛋清样白带。

（2）子宫肌瘤使子宫腔增大，子宫内膜腺体分泌增多，伴有盆腔充血或炎症均能使白带增加。

（3）当黏膜下肌瘤表面发生溃疡、感染、出血、坏死时，会产生大量脓性排出液，或有腐肉样组织排出，伴有臭味，量可很多。

子宫肌瘤患者是否有痛经？

中医认为痛经也与子宫肌瘤有着密切关系。女性体质属阴，寒气大，寒气由脚而上伤肾，肾气不足而肾虚，在子宫内形成寒点，寒点在反复来月经子宫内膜脱落时会造成痛经，久之寒点则形成子宫肌瘤。而西医一般认为痛经剧烈且渐进性加重者常为子宫肌瘤并发子宫腺肌症或子宫内膜异位症等所致。子宫内膜侵入子宫肌层，称为子宫腺肌症。子宫腺肌症是继发性痛经的一个重要病因。该病多发于30岁以上的经产妇，继发于产后、人工流产、诊刮术后，约有半数患者同时合并子宫肌瘤，主要表现为经量增多，经期延长，进行性加重的痛经，经期下腹压痛更甚。疼痛呈痉挛性或绞痛性，程度之严重，令人难以忍受。少数患者也可能有性交痛，也可能在月经前后有阴道滴血现象。约有30%无任何临床症状，B超检查肌层中可见不规则回声。妇科检查发现子宫增大，轮廓改变，或局限性结节隆起。

什么样的子宫肌瘤会引起贫血？

子宫肌瘤的主要症状为子宫出血。贫血多由于长期经量增多引起，多见于大的肌壁间肌瘤及黏膜下肌瘤，肌瘤使宫腔增大、子宫内膜面积增加，并影响子宫收缩导致经量增多、经期延长等症状。此外肌瘤可能使肿瘤附近的静脉受挤压，导致子宫内膜静脉丛充血与扩张，从而引起月经过多。黏膜下肌瘤可表现为不规则阴道出血，长期的经量增多可导致贫血。月经量过多或者经期延长均可单独存在或合并出现；若与月经周期缩短（过频）同时存在，则可在短时间内丢失大量血液而致严重贫血。黏膜下肌瘤脱出于阴道内呈非周期性出血，量可极多。大的息肉状肌瘤亦常引起持续性的流血，长期经量增多可导致继发贫血、乏力、心悸等症状，严重贫血尤其时间较长者可致心肌营养障碍。

子宫肌瘤伴有贫血对健康有影响吗？

月经过多或经期延长是子宫肌瘤患者最常见的症状，特别容易发生在黏膜下肌瘤和较大的肌壁间肌瘤患者。如长期出血过多而未及时治疗，可引起继发性贫血。有些严重贫血患者，即使给予补充铁剂等治疗，也仍然无法纠正贫血，需输血才能改善贫血症状。由于长期贫血，患者可出现头昏、乏力、面色萎黄、抵抗力下降、易感冒等现象。严重贫血者血红蛋白可降至5g/L以下，甚至引起贫血性心脏病，不仅影响身体健康，而且可能影响工作。所以，子宫肌瘤患者经保守治疗无效者时，特别是伴有严重贫血者应积极选择手术切除子宫或肌瘤切除术。

子宫肌瘤导致的出血有什么特点？

子宫出血的原因有多种解释：①子宫内膜脱落面积大，修复时间长；②肌壁间有肌瘤的存在妨碍子宫有效的宫缩止血；③合并功能性子宫内膜病变；④盆腔静脉淤血，子宫内膜静脉丛充血和扩张。子宫出血是子宫肌瘤最常见的症状。临床可表现为月经过多，出血有周期性，经量增多，往往伴有经期延长，此种类型出血最多见；或者表现为月经频多，月经周期缩短，月经量增多；或者为不规则出血，月经失去正常的周期性，持续时间长，时多时少且淋漓不断，多见于黏膜下子宫肌瘤。子宫出血以黏膜下肌瘤及肌间肌瘤为多见，浆膜下子宫肌瘤很少引起子宫出血。

为什么子宫肌瘤患者有尿路症状？

子宫肌瘤可产生周围器官的压迫症状。子宫前壁肌瘤贴近膀胱者可产生膀胱刺激症状，表现为尿频、尿急，一般无尿痛症状；宫颈肌瘤向前长到相当大时，也可以引起膀胱受压而导致耻骨上部不适、尿频、尿潴留或充溢性尿失禁；巨型宫颈前唇肌瘤充满阴道，压迫尿道可以产生排尿困难以至尿闭，患者可因泌尿系统症状就诊；阔韧带肌瘤或宫颈巨型肌瘤向侧方发展嵌入盆腔内压迫输尿管使上尿道受阻，形成输尿管扩张甚至肾积水。

为什么子宫肌瘤患者有肠道症状？

乙状结肠及直肠位于子宫后方，当子宫肌瘤增大时可产生周围脏器的压迫症状。子宫后壁肌瘤特别是峡部和宫颈后唇巨型肌瘤充满阴道内，向后压迫直肠，可产生盆腔后部坠胀，使大便不畅。当子宫肌瘤患者合并盆腔子宫内膜异位症，子宫内膜异位结节位于Douglas窝、子宫的骶主韧带时，患者往往会有大便坠胀、里急后重等症状。个别患者可能会因此就诊于肛肠科。

为什么子宫肌瘤会引起红细胞增多症？

子宫肌瘤伴发红细胞增多症者罕见。患者一般无症状，主要诊断依据为血红蛋白及红细胞计数增多，除子宫肌瘤外找不到其他可以引起红细胞增多的病因。肿瘤切除后，血红蛋白及红细胞计数均下降为正常。现已清楚子宫肌瘤伴发红细胞增多症是由子宫肌瘤自分泌红细胞生成素所引起。红细胞生成素本由肾脏产生，平滑肌细胞不生成红细胞生成素。此种由非内分泌组织肿瘤产生或分泌激素或激素样物质并由此引起内分泌功能紊乱的临床症状称为异位激素综合征。除子宫肌瘤外已知有不少肿瘤如肝癌、肾上腺皮质癌、卵巢癌、乳腺癌、肺燕麦细胞癌均可因肿瘤细胞产生红细胞生成素引起红细胞增多症。

为什么子宫肌瘤会引起低血糖？

子宫肌瘤伴发低血糖症亦属罕见。主要表现为空腹血糖低，意识丧失以至休克，经葡萄糖注射后症状可以完全消失。肿瘤切除术后低血糖症状即完全消失。子宫肌瘤发生低血糖也是异位激素综合征的一种，其发生机制尚未完全清楚。

什么是子宫肌瘤变性？

子宫肌瘤的血液供给来自肌瘤包膜，它的血管壁缺乏外膜。当子宫肌瘤长期生长，随着时间的推移，肌瘤的供血会发生障碍，出现供血不足。肌瘤的供血障碍，首先导致肌瘤的中心部分缺血，缺血的肌瘤组织，会导致肌瘤的结构发生变化。这些变化临床上称为子宫肌瘤变性。分良性变与恶性变两大类。其变性的种类及程度，取决于缺血的轻重缓急。导致肌瘤变性的原因主要有以下几种：

（1）肌瘤的血液供应来自周围的小血管，当肌瘤长大到一定程度时，会压迫这些小血管，导致肌瘤血供障碍，致使肌瘤组织内缺血。

（2）妇女绝经后，由于体内雌激素的下降，使子宫的供血也减少，肌瘤内的肌纤维逐渐被胶原组织代替，从而导致肌瘤的供血也相应减少。

（3）黏膜下带蒂的肌瘤以及浆膜下带蒂的肌瘤，其蒂越细、越长，供血则越少。如果再有一定程度的扭转，供血就更加少了。

什么是子宫肌瘤的红色变性？

子宫肌瘤红色变性多见于妊娠期或产后期，亦可发生于绝经期妇女。多发生于妊娠中期，以浆膜下肌瘤为常见。患者主要表现为发热，严重下腹痛，查血常规白细胞升高，中性粒细胞的比例升高，检查肿瘤局部有明显的压痛。

红色变性实为肌瘤的一种特殊类型的坏死，发生机制不清。可能是肌瘤内小血管发生退行性变，引起血栓或溶血，血红蛋白渗入肌瘤内，切面为暗红色如半熟的牛肉，有腥臭味，质软，漩涡状结构消失。患者一般经对症治疗，症状逐渐好转，一周左右即可恢复，不需要手术。但有时因缺血与坏死的症状加重，对症治疗无效或不能排除其他可能时，最后需行剖腹探查，行子宫肌瘤切除术。一般妊娠期不主张做肌瘤切除术，因为手术增加流产的风险，同时手术也极易发生出血。若发生在非孕妇女则其临床过程较缓和，通常不那么急剧，症状持续1~2天或持续加重，有指征行剖腹探查时，根据情况决定作肌瘤切除术或子宫切除术。

什么是子宫肌瘤玻璃样变？

顾名思义所谓玻璃样变即为透明状，也称透明样变，是最常见的一种肌瘤变性。但患者不用担心，此变性为一种良性变性，患者一般无特殊症状，一般在体检B超检查时发现或手术送病理检查发现。它是一种肌瘤组织水肿变软，肌纤维退变，漩涡状或编织状结构消失，溶成玻璃样透明体。由于玻璃样变多发生于肌瘤的结缔组织，因此这种变性容易在纤维结缔组织较多的肌瘤中发生。镜下可见肌瘤内有宽带状透明结缔组织，并可出现区域性囊性变，也可见到组织的坏死，组织无结构。

什么是子宫肌瘤的囊性变？

子宫肌瘤的囊性变亦是子宫肌瘤的良性变性的一种，往往继发于玻璃样变性。子宫肌瘤玻璃样变性继续发展，肌细胞液化即可发生囊性变，此时子宫肌瘤很软，往往需要和妊娠子宫及卵巢囊肿相鉴别。肌瘤内出现数个大小不等的囊腔，数个囊腔也可融合为一个大腔，内有胶冻状或黏液状物质积聚，囊壁内层无上皮覆盖，切面变性区呈棉絮状，大小不等，囊腔内液为无色或血性。镜下可见囊性变区染色呈淡蓝色云雾状，也可见到有小簇肌细胞残留，在变性肌细胞周围也有肌细胞增生。患者一般无特殊症状，一般在体检B超检查时发现或手术送病理检查发现。所谓玻璃样变性及子宫肌瘤的囊性变，均无须特殊处理。

什么是子宫肌瘤的钙化？

子宫肌瘤的脂肪变性病灶较小，少数可以见到脂肪小颗粒，主要为肌瘤细胞内脂肪颗粒增多。镜下见肌细胞内有空泡，脂肪染色阳性，其发生原因为肌瘤的间质细胞化生为脂肪组织，也可能是脂肪组织浸润。肌瘤内全部变成黄色脂肪时称为脂肪瘤，罕见。肌瘤的钙化多见于蒂部细小而供血不足的浆膜下肌瘤及绝经后妇女，多见于脂肪变性后进一步皂化，分解成甘油三酯，再与钙盐结合。故肌瘤的钙化是以磷酸及磷酸盐的形式在肌瘤内沉积，坚硬如石，X线摄片可以清晰地看到钙化阴影。上述两种变性一般无临床症状，体检发现，无须特殊处理。

什么是子宫肌瘤的肉瘤样变性？

子宫肌瘤的恶变主要为子宫肌瘤肉瘤样变，发生率为0.4%~1.25%，为继发性子宫肉瘤的一种。多发生于肌壁间肌瘤，40~50岁女性较多，30岁以下女性较少见。

在多发性子宫肌瘤中可仅有个别肌瘤恶变，恶变常从肌核中心开始，向周围扩展直到整个肌瘤发展为肉瘤。肌瘤恶变后，组织变软而且脆，切面呈灰黄色，似生鱼肉状。与周围组织界限不清。镜下可见平滑肌细胞增生，排列紊乱，漩涡样结构消失，细胞有异型性。

女性超过40岁以后，特别是在围绝经期向绝经期过渡阶段，随着卵巢功能的逐渐衰退，雌激素分泌会减少，有些子宫肌瘤会萎缩，无须治疗。如发现子宫肌瘤短期内迅速长大伴有不规则阴道出血应考虑肌瘤恶变可能。特别是绝经后女性，子宫肌瘤不但不缩小，反而长大，而且伴有不规则的阴道出血，分泌物增多，伴有臭味，患者会相继出现不同程度的贫血、消化不好、纳差、消瘦、低热、体重下降等表现，首先考虑子宫肉瘤。因此，子宫肌瘤患者进入围绝经期以后，若肌瘤在短期内迅速长大，即提示着可能发生变性，如在绝经后又出现不规则的阴道流血，就更应高度重视，说明肌瘤已经有了一定程度的变性。

子宫肌瘤的感染及化脓有哪些表现？

子宫肌瘤感染多发生于子宫黏膜下肌瘤或宫颈黏膜下肌瘤脱出于阴道内，由阴道内致病菌感染所致。一旦感染则有大量的阴道溢液流出，混有血性和脓性，有臭味。检查见肌瘤表面水肿，覆有白膜或坏死组织，呈灰黑色，甚至有腐烂组织脱落。肿瘤触之软，宫颈软，穹窿软。子宫若无其他肿瘤，则为正常大小，可以活动，两侧宫旁组织软，无压痛。黏膜下肌瘤感染引流通畅，很少继发盆腔感染，同时可避免进一步出现发热、腹痛等全身症状。浆膜下肌瘤因红色变性或扭转血供不足或肌壁间肌瘤囊性变等原因造成肿瘤中心部坏死，继发感染时，患者表现为急性腹痛、发热，妇科检查肌瘤有压痛。治疗为积极控制感染后手术治疗。

何种情况怀疑子宫恶变？

很多妇女一旦诊断为子宫肌瘤，终日惶惶不安担心子宫肌瘤恶变，认为必须手术切除肌瘤，否则寝食难安。这种担心大可不必，子宫肌瘤的恶变率仅仅为0.5%左右，多发生于肌壁间肌瘤，发生年龄特征为40~50岁较多，30岁以下少见。子宫肌瘤短期内迅速长大伴有不规则阴道出血，应首先怀疑子宫肌瘤恶变，特别是绝经后子宫肌瘤及子宫增大应考虑子宫肌瘤恶变。子宫肌瘤恶变的进程较慢，患者一般按照医生的要求定期随访，经B超检查通常可以较早期发现。

子宫肌瘤恶变及其影响有哪些？

一般来说，子宫肌瘤多为良性肿瘤。随着子宫肌瘤的增大，较大的肌瘤中央常常缺乏血液来源，肌瘤包膜或肌瘤的瘤蒂受压可引起肌瘤的血供障碍。当肌瘤的血液供给发生障碍时，肌瘤可发生各种继发变性，变性多从肌瘤中央开始，分良性变与恶性变两大类。良性变包括玻璃样变性、囊性变、红色样变和钙化；发生恶性变，即肉瘤样变的机会很少，仅为0.4%~0.8%，且多见于年龄较大的女性。40~50岁女性约占半数，40岁以下女性较少见。

肌瘤恶性变时，表现为在短期内迅速增大，伴有不规则阴道流血。因此，绝经期后肌瘤不缩小，反而继续增大时，尤应警惕。有一些肌瘤恶变为肉瘤甚至无任何临床症状。浆膜下肌瘤和壁间肌瘤恶变穿过腹膜，可引起疼痛与粘连。在肉瘤变的晚期，患者常贫血，体瘦如皮包骨，呈恶病质。患有子宫肌瘤的女性也不必过分忧虑，一般在手术中医生都要常规把肌瘤切开检视，看到有组织脆软、灰黄色、生鱼肉状或脑组织样者，会送冰冻切片进行病理诊断，以确定肌瘤的性质，对手术范围确定、子宫肌瘤患者术后的治疗及促进康复的方案有指导性依据。

绝经后子宫肌瘤会恶变吗？

子宫肌瘤的特点为性激素依赖性肿瘤，多见于中年妇女，于绝经后随着体内雌激素水平降低，肌瘤将自然萎缩变小，少数甚至消失。其恶变率低，生长缓慢，无症状的子宫肌瘤对健康无影响。

绝经后子宫肌瘤一般不需要手术，除非子宫肌瘤短期内迅速长大伴有不规则阴道出血应考虑肌瘤恶变，需要及时手术。此外，在随访过程中，萎缩的子宫肌瘤往往会出现钙化等强回声，有些医生据此认为子宫肌瘤有恶变可能，这种观点是缺乏理论依据的。总之，绝经后的患者，除非怀疑子宫肌瘤恶变，可去医院进一步诊断，一般不需特别处理。

绝经后阴道流血流液怎么办？

绝经后患者阴道流血流液应及时就医，警惕妇科恶性肿瘤。绝经后阴道流血流液的常见原因为：老年性阴道炎、宫颈炎、宫颈癌、宫颈赘生物感染、宫腔内良性及恶性占位、子宫肌瘤变性及恶变、卵巢肿瘤及输卵管肿瘤。

就诊患者一般需要行妇科检查，包括阴道分泌物的细菌学检查、宫颈癌的相关筛查、阴道镜检查、B超检查。排除老年性阴道炎后，一般需要行宫颈及宫腔的分段诊刮，病理学检查以明确诊断。个别患者可能需要宫腔镜检查及诊断性刮宫。子宫肌瘤患者绝经后瘤体无缩小，相反短期内迅速增长，伴有腹痛，阴道流血、流液，B超提示瘤体的血供丰富，应高度怀疑子宫肌瘤恶变，患者一般需要手术治疗。

子宫肌瘤继发贫血问题如何解决？

子宫肌瘤的临床表现常随肌瘤生长的部位、大小、生长速度、有无继发变性等而异。临床上常见的现象是经量增多及经期延长，腹部包块、疼痛，及邻近器官的压迫症状，如尿频、尿急和便秘等。如子宫出血不能纠正，则会发生继发轻到重度贫血，重度贫血还会引发心脏功能障碍。

经量增多及经期延长是子宫肌瘤的主要症状，出现于半数或更多的患者。其中以周期性出血（月经量过多，经期延长或者月经周期缩短）为多，约占2/3；而非周期性（持续性或不规则）出血占1/3。出血主要由于肌壁间肌瘤和黏膜下肌瘤引起。周期性出血多发生在壁间肌瘤。黏膜下、壁间及浆膜下肌瘤的出血发生率分别为100%、74%及36%。月经量过多或者经期延长可单独存在或合并出现。若与月经周期缩短（过频）同时存在，则可在短时间内丢失大量血液而致严重贫血。黏膜下肌瘤脱出于阴道内呈非周期性出血，量可极多。大的息肉状肌瘤亦常引起持续性的流血。北京协和医院做了一个统计，肌瘤患者中60%的血红蛋白在120g/L以下。黏膜下肌瘤有92%贫血。

发生贫血后的治疗应根据患者的年龄、症状、肌瘤大小、部位、要求生育的情况及全身健康状况等进行全面考虑后再作决定。对月经量多而子宫增大约8周妊娠大小的患者，在诊断性刮宫排除子宫内膜癌后，可采用激素治疗，促使子宫内膜萎缩，使子宫肌层及血管平滑肌收缩，达到减少出血量的作用。如果经长期保守治疗无效，贫血严重，肌瘤体积大，生长迅速者，要考虑手术治疗。对要求保留生育功能的年轻女性，可以施行肌瘤切除术。可选择经腹切除肌瘤或者腹腔镜手术。当带蒂的黏膜下肌瘤脱出于阴道可经阴道切除，如未脱出于阴道，也可行宫腔镜手术治疗。

在饮食上，要多吃富含铁质的食物，以防缺铁性贫血。忌辛辣食物，不额外摄取雌激素，不乱服各种营养保健品。

诊断与鉴别诊断篇

- 如何选择诊断子宫肌瘤的方法?
- 妇科疾病的常见检查有哪些?
- 子宫肌瘤的常规检查有哪些?
- 子宫肌瘤的诊断标准是什么?
- 子宫肌瘤的体征有哪些?
- ……

如何选择诊断子宫肌瘤的方法？

子宫肌瘤可出现各种症状，常见的临床表现为月经过多，经期延长或不规则出血，下腹可出现硬块，少数有疼痛及压迫症状，白带增多或出现继发贫血、不孕等。子宫肌瘤的临床症状虽非子宫肌瘤所特有，但临床症状对判断子宫肌瘤生长的部位和选择治疗方案是非常重要的依据。

子宫肌瘤的诊断主要通过临床表现和体征来判断。现在超声已经广泛应用于临床，因此子宫肌瘤的诊断多无困难。但对于很小且无症状的肌瘤，或肌瘤合并妊娠，子宫腺肌病或肌瘤有囊性变及附件炎性包块等，有时会发生误诊。另外，对不能明确或疑有宫腔内黏膜下肌瘤者，除了超声检查，还可以有选择地通过宫腔镜、子宫输卵管碘油造影等辅助方法协助诊断。

（1）超声检查　目前临床采用较多的是彩色B超检查。它可显示子宫大小、形状是否规则；肌瘤数目、部位、大小及肌瘤内是否均匀或液化囊变等；以及周围有否压迫其他脏器等。故B超检查既有助于诊断肌瘤，为区别肌瘤是否变性或是否恶性变提供参考，又有助于卵巢肿瘤或其他盆腔肿块的鉴别。

（2）宫腔镜检查　宫腔镜检查对于突向于子宫腔内的黏膜下肌瘤和肌壁间肌瘤的诊断非常有意义。特别是当超声图像提示宫内占位性质不明时，及时的宫腔镜检查是非常必要的。宫腔镜检查可通过肉眼直观了解子宫肌瘤的生长状态、肌瘤对宫腔的压迫程度，同时还可行带蒂的黏膜下肌瘤摘除术和诊刮术，诊断和治疗同时进行，一举两得。

（3）腹腔镜检查　有些子宫肌瘤为带蒂的浆膜下肌瘤，逐渐增大后继发囊性变。妇科检查和超声检查均很难判断这样的盆腔包块的来源和性质。腹腔镜检查可以通过微创手术进行直观的判断，也可同时行肌瘤摘除术，达到诊断和治疗的双重目的。

（4）子宫输卵管造影　理想的子宫造影不但可显示黏膜下肌瘤的数目、大小，且能定位。因此，对黏膜下肌瘤的早期诊断有很大帮助，而且方法简单。对有肌瘤处造影摄片可显示宫腔内有充盈缺损。

妇科疾病的常见检查有哪些？

妇科检查是一项很普通的检查，检查项目主要是检查阴道、子宫颈和子宫、输卵管、卵巢及宫旁组织和骨盆腔内壁的情况。主要作用是对一些妇科疾病做出早期诊断、预防以及早期治疗。

妇科检查项目主要包括以下几个方面的内容。

1.妇科体检

双合诊检查（阴道腹部联合检查），针对已有性生活的女性。

肛腹诊（肛门、腹部联合检查），针对无性生活的女性。

（1）外阴部检查　主要是观察外阴部的发育，阴毛分布以及阴道口和尿道口的情况，观察有无水肿、炎症、溃疡、皮肤色泽变化、萎缩、畸形、静脉曲张、会阴陈旧裂伤、肿瘤等。

（2）阴道窥器检查（已有性生活的女性）　观察阴道壁黏膜色泽、皱襞多少、有无溃疡、赘生物、囊肿，生殖道畸形等。注意分泌物的量、色泽和有无异味等。

（3）阴道　触摸阴道的弹性、通畅度，有无触痛、畸形、肿物、后穹窿结节及饱满感。

（4）宫颈　触摸宫颈大小、软硬度、活动度、有无痒痛、肿物或接触性出血等。

（5）子宫　子宫的位置、大小、形状、软硬度、活动度及有无压痛。

（6）附件　正常输卵管难以扪清，卵巢有时可触及，压之有酸胀感。了解附件区有无增厚、压痛或肿块，如有肿块，进一步查清肿物的大小、形状、软硬度、活动度、有无压痛以及与子宫的关系。

三合诊检查（阴道、直肠及腹部联合检查），针对已有性生活的女性。

（1）可查清后倾后屈子宫的大小、子宫后壁情况、主韧带、子宫骶韧带、子宫直肠窝、阴道直肠隔、盆腔内侧壁及直肠等情况，了解有无增厚、压痛及肿瘤。

（2）注意对于以下疾病，三合诊是必不可少的步骤：包括结核、子宫内膜异位症、盆腔炎症以及女性生殖器的良、恶性肿瘤。子宫颈癌患者做三合诊检查，对于确定临床分期、选择治疗方法有重要意义。

2. 常用的实验室检查

（1）白带镜检　用窥阴器或湿棉签取阴道分泌物作涂片，立即在显微镜下检查滴虫、霉菌与淋球菌。

白带做革兰染色后再次镜检，查阴道致病菌及阴道清洁度。阴道清洁度分四度：Ⅰ度阴道杆菌多，无杂菌及脓细胞；Ⅱ度阴道杆菌多，有少量杂菌及脓细胞；Ⅲ度阴道杆菌少，杂菌及脓细胞多；Ⅵ度无阴道杆菌，均为杂菌及脓细胞。

（2）宫颈刮片　用刮板沿宫颈糜烂面及宫颈管口内刮一周，轻涂于玻片上，放入固定液中，经巴氏染色分级，检查肿瘤细胞。近年来巴氏分级已逐步被更精准的TBS分类法取代。

（3）液基薄层细胞学技术　采用专用液基细胞塑料取材刷收集宫颈外口和宫颈管的脱落细胞，并将收集的细胞洗入盛有保存液的小瓶内，经系统程序化处理，收集上皮细胞制成直径13mm超薄层细胞于载玻片上，在全自动制片过程中同时完成细胞染色。与传统巴氏涂片相比，克服了传统宫颈抹片的缺点：如取样不完全，固定不恰当，有覆盖成分，正常细胞分布的随机性。液基薄层细胞学在制片技术上有重大突破：图像清晰，使诊断报告更明确，内容更全面；使细胞更好更多地释放到液体中，去除杂质，涂片的细胞均匀，形态不被破坏，背景干净，这样就能清晰准确地观察细胞，减少漏诊和误诊率。

（4）高危型人乳头瘤病毒检测　人乳头瘤病毒（HPV）感染能够引起子宫上皮内瘤变（CIN）及子宫颈癌的发生，不同HPV型的致病能力也存在差异，高危型HPV的持续感染是促使子宫颈癌发生的最主要因素。因此，将HPV感染检测作为宫颈癌及癌前病变的常规筛查手段已逐渐在临床推广。

（5）活体组织检查

①宫颈活检　暴露宫颈，拭净宫颈表面分泌物，刮出物固定后送病检，是确诊宫颈癌前病变或浸润癌的重要诊断方法。

②诊断性刮宫及分段刮宫　用子宫探针测定宫腔的深度，然后用小刮匙沿宫腔四壁、宫底及两侧角有秩序地刮除全部内膜，刮出物均送病检。

3.常用的辅助检查

（1）阴道镜检查　用10倍双筒放大镜检查子宫颈有无癌变征象，通常在巴氏检查结果异常时做该检查。阴道镜检查无痛、不需要麻醉，检查时间只需几分钟，在阴道镜检查的同时还可定位行宫颈活检术。

（2）超声检查　妇科超声已经广泛应用于妇科疾病的诊断和治疗。对判断疾病的性质和发展程度都有着重要作用。

子宫肌瘤的常规检查有哪些？

1.超声检查

目前国内B超检查较为普遍，鉴别肌瘤的准确率可达93.1%。它可显示子宫大小、形状，肌瘤数目、部位、大小及肌瘤内是否均匀或液化囊变等，以及周围有否压迫其他脏器等表现。在超声扫描时肌瘤结节可表现为弱回声、等回声和强回声3种基本改变。弱回声型是细胞密度大、弹力纤维含量多、细胞巢状排列为主、血管相对丰富。强回声型是胶原纤维含量较多，肿瘤细胞以束状排列为主。等回声型介于两者之间。肌瘤变性时，声学穿透性增强。恶变时坏死区增大，其内回声紊乱，多呈混合回声。故B超检查既有助于诊断肌瘤，区别肌瘤是否变性或有否恶性变提供参考，又有助于卵巢肿瘤或其他盆腔肿块的鉴别。

2.探测宫腔

用探针测量宫腔、壁间肌瘤或黏膜下肌瘤常使子宫腔增大及变形，故可用子宫探针探测宫腔的大小及方向，对照双合诊所见，有助于确定包块性质，同时可了解腔内有无包块及其所在部位。但必须注意子宫腔往往迂回弯曲，或被黏膜下肌瘤阻挡，使探针不能完全探入；或为浆膜下肌瘤，宫腔往往不增大，反而造成误诊。由于B超等影像学的发展，目前探针测量宫腔的方法临床已经不常用。

3.X光平片

肌瘤钙化时，表现为散在一致斑点，或壳样钙化包膜，或边缘粗糙及波浪状的蜂窝样。

4.诊断性刮宫

小的黏膜下肌瘤或是功能失调性子宫出血，子宫内膜息肉不易用双合诊查出。可用刮宫术协助诊断，如为黏膜下肌瘤，刮匙在宫腔感到有凸起面，开始高起后又滑低，或感到宫腔内有物在滑动。但刮宫可刮破瘤面引起出血、感染、坏死、甚至败血症，应严格无菌操作，动作轻柔，刮出物应送病理检查，疑为黏膜下肌瘤而诊刮仍不能明确者，可采用子宫造影术。

5.子宫输卵管造影

理想的子宫造影不但可显示黏膜下肌瘤的数目、大小，且能定位。因此，对黏膜下肌瘤的早期诊断有很大帮助，而且方法简单，有肌瘤处造影摄片显示宫腔内有充盈缺损。

6.宫腔镜检查

小的黏膜下肌瘤、子宫内膜息肉或是功能失调性子宫出血，可在直视下了解病变部位、大小、质地、子宫内膜情况等，比诊断性刮宫及子宫输卵管造影更方便，临床应用性高，现各大医院已广泛开展。

子宫肌瘤的诊断标准是什么？

子宫肌瘤的诊断可根据病史和体征来确定。个别诊断困难的可以通过辅助检查来判断。子宫肌瘤患者可因月经过多，少数可因发现腹部包块或因不孕症而来就诊。

1.临床症状

（1）月经改变　多数患者有月经改变，表现为：月经量多；经量多、经期延长；经期延长、经量不一定显著增加；经期日数及量正常，但周期缩短；或可为经量多，日期长，周期缩短。出血量多且月经频多者多发生在黏膜下肌瘤及较大的壁间肌瘤。黏膜下子宫肌瘤内膜面积明显扩大，且易坏死、感染，出血量多、时间长、甚至周期缩短，继发贫血是必然的后果。大的肌壁间肌瘤无疑也增大子宫内膜面，发生月经量增多。肌瘤主要为浆膜下生长者可无月经改变。正常子宫内膜腔面积约为15cm^2，在较大肌瘤，子宫内膜面积可高达225cm^2，子宫肌瘤的内膜中常见有大的血管，所以其周围有丰富的血运。子宫肌瘤可伴有无排卵性月经，使子宫内膜增殖。此外肌瘤使子宫体积增大，影响子宫肌纤维收缩，亦为月经量增加的原因。

（2）压迫症状　因肿瘤生长部位及大小而产生不同症状。如在子宫体前壁生长，直径达10cm左右或更大时，可压迫膀胱，产生尿频，尿急；生长在子宫体后壁，使子宫后倾后屈，子宫倾向前移位，或在子宫颈内生长，皆可压迫尿道而发生尿潴留或排尿困难；子宫体后壁肌瘤较大者也可压迫直肠，形成排便困难；子宫肌瘤嵌顿在盆腔者可使排尿、排便发生困难；生长在阔韧带内较大肌瘤可以压迫输尿管，造成该侧输尿管、肾盂积水。

（3）疼痛　一般无疼痛症状，但在浆膜下带蒂肌瘤扭转时可发生急性腹部绞痛。此外，在肿瘤发生红色变性时可产生钝痛或较严重腹痛。子宫黏膜下肌瘤通过宫颈管脱入阴道内时可发生较严重下腹痛。大的子宫肌瘤虽然长在大盆腔，一样可以压迫周围器官和组织产生钝痛及坠胀感。

（4）不孕　子宫肌瘤可改变宫腔形态及肿瘤本身，作为异物皆可妨碍孕卵着床，影响精子运行；当子宫肌瘤生长在宫角部，输卵管间质部或峡部这些特殊部位时，很可能影响受孕卵或精子的运送。同时子宫肌瘤合并无排卵性月经发生率也较高。这在一定程度上也会造成不孕的发生。

（5）腹部包块　患者腹部逐渐膨隆，甚至不对称，容易在早晨起床前发现，因为往往胀大膀胱将子宫肌瘤推向大盆腔，使患者比较容易触及较硬的、多是表面不平滑的包块。

2.临床体征

在做腹部及阴道双合诊时发现子宫增大质硬。表面平滑或结节状，从而确诊为子宫肌瘤，并查出肿瘤大小、单发或多发、大体生长的部位、活动与否、有无压痛等。

3.辅助检查

B型超声和/或宫腔镜检查结果可协助诊断。

子宫肌瘤的体征有哪些？

1.体格检查

如肌瘤伴贫血者可表现为贫血貌，心率较快，血压较低；伴感染者可能会有低热；伴腹痛者可有腹部压痛等。腹部触诊时，肌瘤小于3个月妊娠子宫大者一般不易经腹触及，能触及者一般在下腹中部，质硬多不平整。对于腹壁薄的患者肿瘤的轮廓可清楚摸出，甚至能看出其外形。

2.妇科检查

妇科双合诊一般可较清楚摸出子宫肌瘤轮廓，肌瘤居子宫前壁或后壁者则前壁或后壁较突出；多发性肌瘤则可在子宫上触及多个光滑硬球形块物；从子宫侧壁向一侧突出的硬块可能是阔韧带肌瘤；宫颈明显增大而在其上可摸到正常子宫者表示为子宫颈肌瘤；子宫明显一致增大且较硬，可能为肌瘤藏于宫腔内或颈管内的黏膜下肌瘤，如宫颈口松弛，伸入手指，往往可触及光滑球形的瘤体；有的则已露于宫颈口或突入阴道内。但有的继发感染坏死或较大，触不到宫颈则易与宫颈恶性肿瘤、子宫内翻等混淆。

肌瘤的生长部位也可影响子宫体和宫颈的位置。如子宫后壁的肌瘤可将宫体和宫颈推向前面；如子宫后壁的肌瘤向子宫直肠窝发展，甚至可将子宫挤向耻骨联合后上方，在下腹部即可触及子宫轮廓，而子宫颈也随之上移，阴道后壁向前膨隆，阴道指诊不能触及宫颈；如为阔韧带肌瘤，则往往将子宫体推向对侧。

B超检查的临床意义是什么？

20世纪40年代初就已探索利用超声检查人体，50年代已研究、使用超声使器官构成超声层面图像，70年代初又发展了实时超声技术，可观察心脏及胎儿活动。超声诊断由于设备不似CT或MRI设备那样昂贵，可获得器官的任意断面图像，还可观察运动器官的活动情况，成像快，诊断及时，无痛苦与危险，属于非损伤性检查，因此，在临床上应用已普及，是医学影像学中的重要组成部分。不足之处在于图像的对比分辨力和空间分辨力不如CT和MRI高。

在诸多的妇科疾病中，超声检查可谓使用频率最高的仪器之一。进行B超检查时，可了解子宫、卵巢、卵泡及子宫内膜的情况。可诊断的子宫疾病有子宫肌瘤、子宫腺肌症、宫腔内病变、子宫内膜癌、子宫体肿瘤、生殖器官发育异常等。可诊断的盆腔疾病包括盆腔肿块、卵巢良性与恶性肿瘤、附件炎性肿块、卵巢内膜样囊肿、中肾管囊肿、后腹膜肿块等。通过B超可以了解肿块的大小、边界、内部回声及血管分布情况。在不孕不育的诊治过程中，B超还可以监测卵泡发育情况等。

B超是检查子宫肌瘤的首选辅助方法。腹部B超可以准确地判断肌瘤部位、大小和数目。较小或位于子宫后壁的肌瘤可经阴道超声检查确诊，与子宫腺肌症鉴别时彩色多普勒超声检查将有助于诊断。超声是最常用的辅助手段，对了解子宫肌瘤的生长变化具有重要价值。

子宫肌瘤在B超中是如何成像的？

B型超声可较准确地评估子宫大小和肌瘤大小、位置及数量。较小或位于子宫后壁的肌瘤需要经阴道三维超声检查评估。由于肌瘤常有较大的声波衰减，鉴别诊断远处的肌瘤较困难。新近三维超声成像技术的发展，特别是三维容积探头的出现和计算机技术的进步，使三维超声资料采集和重建时间缩短，可全面评价诊断子宫肌瘤的位置、大小、内部等结构，为临床应用奠定了基础。

子宫黏膜下肌瘤可全部或部分性地突入宫腔。声像图表现为圆形包块，且有被膜，其宫腔内部分表面覆盖子宫内膜，在肌瘤的基底部子宫内膜多呈中断状，而表面的被膜与子宫内膜相延续，蒂或基底多较宽。较大黏膜下肌瘤可形成带蒂黏膜下肌瘤并可向下达宫颈管内，甚至达宫颈管外，形成带蒂黏膜下子宫肌瘤脱出到阴道内，二维超声图像宫腔内可仅探及条带状低回声。对于这种类型的肌瘤，应用彩色多普勒观察血流情况能帮助提高诊断率。

根据瘤体与宫腔的关系及彩色多普勒表现，可分为3型。Ⅰ型为肌瘤由肌壁间部分地突向宫腔，子宫体正常或稍大，子宫内膜基底线隆起变形，子宫内膜层受压，彩色多普勒血流影像见瘤体包膜有环绕血流信号或星点状血流信号，较小瘤体内部无明显血流信号。Ⅱ型为肌瘤完全突入宫腔内，但瘤体未脱出宫腔，宫颈管无扩张。彩色多普勒血流影像显示瘤体周边有包膜血流、星点状血流或探及来自肌层的瘤体基底部血流信号。Ⅲ型为带蒂脱出型，宫壁回声尚均匀，宫腔内可见条状低回声带，起自宫腔并延伸至宫颈甚至阴道内，宫颈管可扩张，脱出物为实质性低回声或中低回声团块，肿瘤脱到阴道内，宫颈管呈喇叭状扩张。彩色多普勒血流影像在宫腔内探及条状蒂部动静脉血流信号，一直延伸至宫颈或阴道内瘤体处。

充分认识子宫肌瘤超声图像的病理基础，诊断具有典型声像图特征的子宫肌瘤较容易，但有些子宫肌瘤声像图表现较为特殊，易造成误诊，可选择CT或MRI协助诊断。

CT检查的临床意义有多大？

目前，B超是检查子宫肌瘤的首选方法，B超因方便、价廉、多体位、无射线而受到临床的推崇。但B超也有一定的缺陷，如肠道气体多，或肿块大而无法确定其来源，或因子宫肌瘤的多样变性而诊断困难。CT则可以弥补这些缺陷：CT空间分辨率高，直观、全面、定位率也高；能正确显示肿瘤的大小、位置及与周围组织的关系，并且能显示肿瘤的变性、坏死及钙化，因此能准确定性。当然CT检查价格相对较高，目前还不能作为子宫肌瘤的首选检查方法，但可作为B超检查的重要补充方法。

大部分子宫肌瘤通过平扫可以确诊，尤其是浆膜下子宫肌瘤和部分壁间型子宫肌瘤。增强CT则可以提高子宫肌瘤与子宫肌层的密度差异，从而清楚显示肿瘤的内部结构，有利于提高肿瘤的检出率，及肿瘤的定性。

MRI技术对诊断子宫肌瘤有何意义？

B超对子宫平滑肌瘤具有较高诊断价值，但对于较小的肌瘤MRI检出率高于B超，有特征典型的MRI信号表现。当肌瘤位于黏膜下时或者浆膜下肌瘤向阔韧带内生长时，超声较难判断，MRI可以有比较好的显像，辅助进行无创伤性的疾病诊断。

MRI有多层面、多方向成像的能力，在判断肿瘤向周围侵犯方面较CT提供更多的信息，判断盆腔巨大肿块的起源方面准确性较高，尤其是当超声波检查不能确定的时候，对于病变的内部结构，如出血、液平、分隔和脂肪等都能够较清楚地显示。MRI诊断肌瘤时，对肌瘤内部有无变性、种类及其程度呈不同信号。肌核无变性或轻度变性，内部信号多均一。反之，明显变性者呈不同信号。MRI对子宫平滑肌瘤显示敏感性达95%。

MRI具有组织分辨率高、多方位成像及无损伤的特点，且受呼吸运动影响小，检查前膀胱充盈与否不作特殊要求，对子宫肌瘤的诊断优于超声检查。MRI在观察子宫肌瘤大小、形态、内部成分、位置与子宫腔的关系、对肌瘤的定性等方面有较高的价值，在提供临床选择治疗方案及治疗后随访方面更有超声检查所不可替代的价值。但MRI检查价格相对较高，目前不作为子宫肌瘤的常规检查。

MRI可清楚显示子宫浆膜层、肌层及子宫内膜的结构，是非常准确的辅助诊断方法。选择合适的检查方法可准确地将肌瘤的位置、大小及与周围的关系显示清楚，并能对病灶内部发生的病理改变作出一定的判断，对指导临床制定治疗方案、随访观察肿瘤的变化具有重要价值。对于B超或CT尚不能提供足够信息时，MRI不失为重要的补充手段。

HSG如何诊断子宫肌瘤？

HSG即是子宫输卵管碘油造影，就是将造影剂注入子宫腔及输卵管使之显影，从而了解子宫、输卵管、内腔的情况，协助诊断子宫肌瘤、子宫畸形、子宫腔粘连、子宫颈内口松弛症、盆腔慢性炎症等，并可了解输卵管梗阻的部位的方法。

HSG对诊断子宫黏膜下肌瘤有一定的价值，将造影剂注入宫腔后，当见到宫腔内有充盈缺损表现，常可以提示有黏膜下突向宫腔的肌瘤存在，同时可以了解肌瘤的部位，了解肌瘤蒂的宽度，为临床处理提供更为可靠的依据，特别对年轻不育的患者可同时了解输卵管是否通畅。但此项检查会给患者带来一定的痛苦，而且其诊断对象具有特殊性，故不作为常用检查，往往在B超检查后提示有黏膜下肌瘤可能时，为更清楚地了解肌瘤与宫腔的关系时，多考虑采用此方法。

宫腔镜如何诊断黏膜下子宫肌瘤？

黏膜下子宫肌瘤常常引起习惯性流产，不孕不育，以及月经过多、持续性阴道流血、贫血等症状。肌瘤位于输卵管开口处，影响输卵管的通畅，或可引起宫腔变形，子宫内膜增殖或萎缩等各种病理变化，改变宫腔环境，妨碍孕卵着床，最终导致不孕或流产。由于肌瘤向黏膜下方向生长，不会引起子宫大小的改变，早期的病变常常被忽略。

对于直径小于1.0cm的子宫黏膜下肌瘤，直径大于1.0cm及多发的子宫内膜息肉，以及子宫内膜增生样病变，超声检查通常仅提示子宫腔回声增强、增厚，无法提示宫内占位的性质。宫腔镜检查可直接清晰地观察宫内形态与结构，发现宫内病变，为超声检查所不易区分的病变提供直观的诊断依据。

宫腔镜下见子宫黏膜下肌瘤的外形多呈圆球或椭圆形，向宫腔突出。肌瘤的色泽为黄色或红色，覆盖肌瘤表面的内膜血管清晰，血管的分布及走向也较规则，肌瘤周围的内膜往往有水肿增厚，呈子宫内膜增生过长现象。

宫腔镜检查对于突向于子宫腔内的黏膜下肌瘤和肌壁间肌瘤的诊断非常有意义。做宫腔镜检查时，可通过肉眼直观了解子宫肌瘤的生长状态、肌瘤对宫腔的压迫程度，同时还可行带蒂的黏膜下肌瘤摘除术和子宫内膜的诊刮术，诊断和治疗可以同时进行。

子宫肌瘤的大体解剖形态是怎样的？

子宫肌瘤为实性肿瘤，可以单个生长于子宫的任何部位，但较常见的是数个或几十个同时生长，成一堆薯块状物，称“多发性子宫肌瘤”。原始小型的肌瘤多为球形，但长大或多发时，因四周压力的不同或数个肿瘤合并而成不规则形状，其大小不一，可能小如米粒，也可以大如篮球，充满腹腔，但目前已不多见。

瘤体的组织比较紧密，质较子宫为硬，肌瘤与其周围的子宫肌壁之间，有一层疏松的组织。这层组织，常被称为子宫肌瘤的包膜，但实际上并非真正的包膜，系来自被压缩的子宫肌纤维，称子宫肌瘤的“伪包膜”。肌瘤的切面呈白色，呈不规则漩涡状，切开后四周正常肌组织收缩，使瘤面突出，肉眼观察很容易与周围组织区别，也易于沿伪包膜把肌瘤摘出。

子宫肌瘤在显微镜下有何特征？

子宫肌瘤主要由梭形平滑肌细胞所组成，排列成栅状或漩涡状。细胞大小比较均匀，细胞核染色较深。在肌细胞之间有不等量的结缔组织。结缔组织多少与肌瘤硬度有关。当瘤细胞比较活跃时，则表现为细胞核数目增多，胞浆减少，称为生长快的平滑肌瘤。妊娠时平滑肌可显轻度肥大，间质的结缔组织常有水肿。

患子宫肌瘤时子宫内膜有何改变？

在子宫肌壁间肌瘤，子宫内膜的改变，可能是由于肌瘤伸张与压迫等机械性因素所致。此时，子宫内膜可能出现明显增厚、肥厚及水肿。此外，黏膜下肌瘤表面的内膜，可能出现萎缩变薄，因此腺体可能完全消失，而仅剩一层很薄的间质与其上变平的上皮。由于黏膜下肌瘤感染的发生率高，使之内膜结构破坏。子宫肌瘤患者如伴有无排卵月经失调，子宫内膜则可表现为增生期反应、子宫内膜增生过长等异常病理表现。

如何诊断子宫肌瘤红色变性？

子宫肌瘤红色变性又叫渐进性坏死，是一种特殊型肌瘤坏死。坏死区域的血红蛋白自血管壁渗到瘤组织内而产生红色，故有红色变性之称。主要发生于较大、单一的壁间肌瘤，多发生在妊娠期或产褥期，也可发生于非妊娠的肌瘤患者。有报道，子宫肌瘤红色变性发生率为1.9%~2.5%，其中与妊娠有关的占20.5%~34.8%。

红色变性肌瘤切面似半熟牛肉，呈肉红色，有腥臭，但仍保持有漩涡状结构。其形成可能是肌瘤内小血管退行性变引起血栓和溶血，血红蛋白渗入肌瘤内所致。子宫肌瘤生长迅速，肌瘤中央血供障碍也可引起溶血变性。发生红色变性时，患者有高热、剧烈腹痛并伴有呕吐及腹膜刺激症状等全身不适，应及时就医。实验室检查发现白细胞计数升高，检查发现肌瘤迅速增大、压痛。镜检见组织高度水肿，假包膜内大静脉及瘤体内小静脉血栓形成，广泛出血伴溶血，肌细胞减少，细胞核常溶解消失，并有较多脂肪小球沉积。

如何诊断子宫肌瘤脂肪变性？

此种变性少见，且无特殊临床表现，一般变性病灶较小，肉眼不易发现或仅见黄色小点，多在坏死或透明变性后发生，并常是钙化的前驱。镜下可见肌瘤出现散在的小圆形细胞，胞浆内有小的空泡，用特殊染色来辨认，常与其他变性如透明变性、黏液变性等合并存在。脂滴量多时可聚集成片，偶可见呈黄色的区域。大片的脂肪变性应与真正的子宫脂肪瘤相区别，后者在镜下可见到真正的脂肪细胞。

如何诊断子宫肌瘤玻璃变性？

肌瘤缺乏血液供应时，在瘤组织内出现玻璃状半透明的蛋白物质，称为“透明变性”，又叫“玻璃样变”。玻璃样变发生于肌瘤的结缔组织，肉眼观察变性区域缺乏漩涡状、条状结构，呈透亮的均匀一片，质地较软。直径大于4cm的肌瘤都有不同程度的透明变性，肌瘤越大，变性也越广泛。这种变性，不引起特殊的临床症状。

如何诊断子宫肌瘤囊性变？

透明变性继续发展，肌细胞坏死液化即可发生囊性变。肿瘤间质液化，形成大小不等的腔隙，切面变性区域呈棉絮状，有透亮的液体集聚，继续发展逐渐形成许多大小不等的小空腔，甚至融合成一个大囊腔，腔内含清亮无色液体，也可凝固成胶冻状。镜下见囊腔由玻璃样变的肌瘤组织构成，内壁无上皮覆盖。囊性变致使肌瘤质地较软，呈囊性。囊性变的肌瘤易与妊娠子宫或卵巢囊肿相混淆。

如何诊断子宫肌瘤肉瘤样变？

子宫肌瘤恶变为肉瘤的机会很少。国外报道其发生率为0.2%~1%：国内报道在0.5%左右。人群中女性子宫肉瘤的年发生率为0.67/10万，发病年龄为50~55岁，比子宫肌瘤晚10年。

肌瘤恶性变时，表现为在短期内迅速增大，阴道分泌物增多，呈血性，阴道流血可表现为月经过多，不规则阴道流血或绝经后阴道流血。少数患者无月经异常，仅表现为肌瘤迅速增大。因此，绝经期后肌瘤不缩小，反而继续增大时，尤应警惕。有一些肌瘤恶变为肉瘤无任何临床症状。浆膜下肌瘤和壁间肌瘤恶变穿过腹膜，可引起疼痛与粘连。在肉瘤变的晚期，患者常贫血、体瘦如皮包骨，呈恶病质。肌瘤恶变后，组织变软而且脆，切面灰黄色，似生鱼肉状，与周围组织界限不清。镜下见平滑肌细胞增生，排列紊乱，漩涡状结构消失，细胞有异型性。

子宫肉瘤的病理诊断指标包括核分裂象，细胞异型性和凝固性坏死。目前的研究表明，子宫肉瘤单独存在比子宫肉瘤和肌瘤同时存在的机会多，因此，子宫肉瘤是否来自肌瘤恶变还需进一步探讨。但如果术中怀疑子宫肌瘤恶变，如肌瘤界限不清，失去正常漩涡状结构，组织软，呈均一的“鱼肉状”等，可送冰冻检查。一般肌瘤恶变都发生于直径大的肌瘤。但冰冻切片诊断的假阴性率高，应以术后石蜡切片为最后诊断。一旦确诊为子宫肉瘤，应按照子宫肉瘤的治疗原则处理。

如何诊断子宫肌瘤钙化?

多见于蒂部细小血供不足的浆膜下肌瘤以及绝经后女性的肌瘤。常在脂肪变性后进一步分解成甘油三酯，再与钙盐结合，沉积在肌瘤内。X线摄片可清楚看到钙化阴影。镜下可见钙化区为层状沉积，呈圆形，有深蓝色微细颗粒。

何为特殊类型的子宫肌瘤?

特殊类型的子宫肌瘤之所以说它特殊，是因为它与一般的肌瘤比有一些自己的特性，这些特殊类型的子宫肌瘤，也为良性病变，但其中一些类型生长活跃，或有一些特殊的生长方式，需要医生多加注意，甚至采取一些特殊的治疗。

正常子宫肌瘤的主要成分是由平滑肌细胞构成的，其间混有纤维组织成分。但临床也偶见特殊类型的子宫肌瘤，这些特殊类型的子宫肌瘤，病变各具特异性的特征。有些肌瘤细胞形态上明显区别于一般子宫肌瘤，而类似恶性特征，如具有恶性肿瘤的生物学行为，然而病变均缺乏足够的恶性肿瘤病理学特征，预后良好，所以仍属于良性肿瘤。因此在诊断上应注意，避免发生误诊，防止采用不必要的过度治疗，给患者增加痛苦。

何为不能确定恶性潜能的平滑肌肿瘤？

不能确定恶性潜能的平滑肌肿瘤：瘤细胞轻度异型伴核分裂象3~5/10HPF，或中重度异型伴核分裂象1~2/10HPF。低度或不能确定恶性潜能的平滑肌肿瘤是指临床有复发倾向或低度恶性的肿瘤和一些按目前指标尚不能明确肯定良恶性的肿瘤，对这类肿瘤尚无统一的诊断标准。可将其分为低度恶性和不能确定恶性潜能的平滑肌肿瘤。

何为富细胞平滑肌瘤？

富于细胞型平滑肌瘤的外表与普通的子宫肌瘤十分相似，临床表现和大体观与普通肌瘤无区别，只有从显微镜下才能将它辨认出来。

光镜：丰富的平滑肌细胞，密集排列，而缺乏纤维组织，血管也明显减少。肌瘤细胞排列紧密，瘤细胞的大小及形态较一致。瘤细胞的胞浆相对减少，核呈梭形，类似梭形细胞肉瘤，但核染色质小，分布均匀，细胞无异型性或仅有个别异型性细胞，偶尔可见核分裂象。

与恶性鉴别：须综合考虑核分裂象，细胞异型性，与周围组织间有无浸润和出血、坏死等。核分裂象5~10/10HPF伴轻度异型性，为潜在恶性；>10/10HPF，为肉瘤。

这些患者行子宫切除后一般预后良好。但是如果只行肌瘤切除术，术后比一般的子宫肌瘤易复发。

何为高分裂象平滑肌瘤?

高分裂象平滑肌瘤的最大特点是，在显微镜下会发现它的细胞核不是正常的一个，而是分裂成几个。核分裂象5~15/10HPF，但无异常核分裂，无瘤细胞坏死，细胞过多，细胞多形性，间变或巨细胞。但这种分裂与恶性肿瘤的异常核分裂是不同的，需要严格按各自的诊断标准才能下结论。

目前大多数专家认为这种类型的子宫肌瘤只要肌瘤能被安全地切除，不必再做子宫切除，可保留生育功能。术后也可以再怀孕。

何为奇异型平滑肌瘤?

常见于妊娠期或是大量服用黄体酮类药物的女性，大多数情况下，通常局灶性出现于肌瘤，有时候也可弥散于肌瘤大部分，在有退行性变的肌瘤附近也可以见到。光镜下瘤细胞为多边形或圆形，可见多形性，核大而浓，有多核巨细胞，核分裂极少，0~1/10HPF。这类肌瘤诊断时需要仔细与子宫平滑肌肉瘤相鉴别。

何为上皮样平滑肌瘤?

上皮样平滑肌瘤较罕见。瘤细胞呈圆形或多角形，排列成群或条索状，类似上皮细胞，构成肌瘤的部分或全部。镜下可见1~3层小细胞紧密排列成直的或分支的条索状细胞束，细胞间有较丰富的透明变性的胶原组织，其间可见散在的毛细血管；单个细胞为多边形，核较少深染或泡状，核仁小，瘤细胞无多形性或异型，无核分裂象，无转移或复发。根据核分裂象：0~1/10HPF，为良性；2~5/10HPF，为潜在恶性；>5/10HPF，为肉瘤，可见坏死、异常核分裂象及核异型。

上皮样平滑肌瘤有多种不同的细胞类型：

（1）平滑肌母细胞型　常与典型平滑肌细胞掺杂或两者呈过渡状态，少见于子宫而多见于消化道平滑肌瘤。

（2）透明细胞上皮样平滑肌瘤　灶性分布或累及整个肌瘤，可见移行过渡的平滑肌细胞，很少为恶性。

（3）丛型肿瘤　多位于肌层内，少数发生在黏膜和浆膜下。

何为静脉内平滑肌瘤？

静脉内平滑肌瘤极罕见，多见于45岁左右妇女。临床表现为不规则出血，腹部不适，盆腔包块；瘤栓可见于下腔静脉、肺内等。

静脉内平滑肌瘤是指子宫肌瘤沿着静脉血管生长，也可以由静脉血管壁本身的平滑肌细胞增生而引起。除血管外还累及淋巴管，所以有时候又称为“脉管内平滑肌瘤”。光镜下见血管丰富，血管内皮细胞明显，瘤细胞围绕血管排列，与血管平滑肌紧密相连，可见血管壁的平滑肌细胞与肌瘤细胞间有移行过渡，核分裂象极少。术中可见子宫表面有特殊的静脉形态或暗红色结节或阔韧带内有结节或暗紫色包块，或膀胱腹膜反折处静脉、宫旁静脉和卵巢静脉增粗变硬。

由于人体的血管分布全身，因此这种脉管内平滑肌瘤不仅仅局限在子宫的血管内，有时还会超出子宫顺着血管生长到其他部位，甚至延伸至下腔静脉至心脏。这些患者除了普通子宫肌瘤的症状外，一般没有其他的不适，往往在手术后病理检查才会发现。但是当其发生在大血管或心、肺等重要器官里，可能会引起相应的心肺症状。病变主要在子宫肌壁或盆腔静脉内；治疗后易复发，也可在其他脉管内复发，因而有人认为此病与雌激素有关，主张手术时不仅要将子宫及子宫外的肿瘤切除，还应当将双侧卵巢一起切除，以免其分泌雌激素持续刺激肌瘤向血管中生长。

静脉内平滑肌瘤预后良好，即使复发仍可手术切除。由于此类肿瘤属雌激素依赖性，保留卵巢可促进残余肿瘤浸润性生长，故主张手术时应当将双侧附件一并切除，对于绝经后女性不主张予激素替代治疗。

何为播散性腹膜平滑肌瘤？

播散性腹膜平滑肌瘤病又称腹膜弥漫性平滑肌瘤，也很罕见，有些女性平时没有什么不舒服，也没有月经异常，在剖宫产时却发现整个腹腔里，各个器官的表面都弥漫着灰白色的小结节，大小不一。平滑肌瘤小结节播散分布于腹膜、大网膜、肠系膜、子宫直肠窝及盆腹腔脏器表面，如膀胱、子宫、卵巢、肠管、肝被膜等，小者直径为1~8mm，大者为8cm或更大。本病很像恶性肿瘤的腹腔内播散，术中的快速冰冻病理切片检查，可明确诊断。

播散性腹膜平滑肌瘤组织学病因不清，可能是“来自腹膜下结缔组织化的平滑肌”。这种肌瘤常常分布很广，手术难切除干净，术后即使给予适当的药物治疗后，还是容易复发。许多患者在妊娠期发生，在妊娠后病灶会自然消失，因而认为其发生与女性激素升高有关。一般认为，若将子宫及双侧附件都切除，病变多可消退。

何为良性转移性子宫肌瘤？

一般来讲，子宫的良性肿瘤总是固定生长在原发部位，很少会转移到其他部位继续生长。但临床上也有一些罕见的报道，良性的子宫肌瘤患者手术切除肌瘤或子宫，术后多年，又发现肺部出现一个包块，切下肺部肿块病理检查为良性的平滑肌瘤，而患者全身其他部位并没有平滑肌瘤，所以就将这种肌瘤称为“良性转移性平滑肌瘤”。

良性转移性平滑肌瘤原发/转移灶均为分化良好的平滑肌瘤，核分裂象<5/10HPF。此病进展缓慢，可以转移到肺部和淋巴结，预后难以估计，有的患者用激素治疗后，肺部的平滑肌瘤可以消退。如果已经引起严重的压迫症状，影响呼吸功能，就要做肺部手术了。

如何诊断子宫阔韧带肌瘤？

阔韧带肌瘤由位于子宫侧壁的肌瘤向外突出至阔韧带内而形成。此类肌瘤可压迫膀胱、输尿管、髂血管而引起相应压迫症状。如压迫输尿管可引起输尿管积水；如压迫髂血管可能引起同侧下肢静脉回流障碍性水肿。妇科检查可发现肌瘤位于子宫侧壁，活动受限。

超声诊断是诊断子宫肌瘤的重要手段，但由于阔韧带肌瘤较大，易变性，卵巢被挤压移位和肠道干扰等因素，使之与周围关系难确定，加之若超声科医师对阔韧带肌瘤认识及经验不足，术前常难以明确诊断。应从瘤体本身的回声特点、瘤体与子宫的关系及病史、症状等方面来与卵巢肿瘤鉴别。阔韧带平滑肌瘤的B超诊断特点：①肿物大小不一，但均可见较完整的包膜回声，边缘较规整，肿物大者内部回声不均，多较致密，后方多有声衰减，可见密集点状回声，呈漩涡状分布，并可见“栅栏征”；②肿块与子宫侧壁关系虽密切，不易分开，活动度较一致，但分界仍清楚；③子宫受压移位较明显；④部分可见正常卵巢图像。

如何诊断浆膜下子宫肌瘤蒂扭转？

子宫肌瘤向子宫浆膜面表面突出生长，其上由一层腹膜覆盖，称为“浆膜下子宫肌瘤”。浆膜下子宫肌瘤多以腹部包块为主要症状，极少出现子宫出血、不孕症等。当肌瘤发展增大到一定程度时，可产生邻近脏器压迫症状。压迫膀胱时，可出现尿频、尿难；压迫直肠时，则有直肠憋坠、排便困难、粪便变细等症状出现。

肌瘤继续向腹腔生长，最后可形成仅有一蒂与子宫相连的带蒂的浆膜下子宫肌瘤。瘤蒂含有的血管是肌瘤唯一的血源。如发生瘤蒂扭转，则瘤蒂可坏死断离，肌瘤脱落于腹腔，贴靠邻近的组织器官如大网膜、肠系膜等。有的肌瘤可两次获得血液供应，而成为“寄生肌瘤”或“游离肌瘤”。

当浆膜下肌瘤在蒂部发生扭转，会引起急性腹痛。扭转的肌瘤也可带动整个子宫，引起子宫轴性扭转，加剧腹痛，多由于较大的浆膜下肌瘤附着在子宫底部而子宫颈管又较细长所致。

浆膜下子宫肌瘤蒂扭转主要可以从以下几方面诊断。

1.病史

（1）子宫肌瘤病史或由子宫肌瘤引起的症状。

（2）疼痛呈持续性，可伴有恶心呕吐。

（3）发生坏死感染可发生腹膜刺激症状。

2.体征

（1）下腹部可触及实性肿块及压痛，有些患者可有下腹压痛及反跳痛。

（2）妇科检查子宫旁触及实性包块，包块与子宫相连的部分有明显压痛，有的患者子宫不规则增大。

3.辅助检查

（1）超声检查提示浆膜下子宫肌瘤或盆腔实性包块。

（2）血常规提示白细胞和中性粒细胞数升高。

（3）诊断困难可行腹腔镜检查明确。

子宫肌瘤应与哪些疾病相鉴别？

子宫肌瘤需与下列疾病相鉴别：妊娠子宫、卵巢肿瘤、盆腔炎性肿块、子宫肌腺病、畸形子宫、子宫肥大症、子宫内翻等。

如何鉴别子宫肌瘤和卵巢囊肿？

一般子宫肌瘤与卵巢肿瘤的鉴别是不困难的。子宫肌瘤质硬，位于下腹正中，随子宫活动而移动。卵巢肿瘤多数为囊性，位于子宫一侧。子宫肌瘤往往伴有月经过多或阴道不规则出血。而卵巢肿瘤除功能性瘤外，较少有这种症状。

但在有些情况下，子宫肌瘤也难和卵巢肿瘤相区别。浆膜下子宫肌瘤与实质性卵巢瘤、肌瘤有囊性变者与囊性卵巢肿瘤而张力很大者或卵巢囊肿与子宫发生粘连者，在鉴别上存在一定困难。

1.病史

需要详细了解月经史及腹部包块生长速度（恶性卵巢肿瘤较快）。

2.体检

妇科检查时浆膜下子宫肌瘤可以随着子宫推动而发生位置的移动。但是，如果卵巢囊肿粘连附着于子宫上时，也可随着子宫位置的移动而移动。

3.辅助检查

大多数情况下可以通过超声检查来协助诊断。但是，如果浆膜下肌瘤发生囊性变和卵巢囊肿也比较难以鉴别。有时甚至需要通过腹腔镜检查来明确。另外，还可通过和卵巢肿瘤相关的免疫学指标检查来鉴别，部分卵巢肿瘤的免疫学检查指标可以发生异常。而子宫肌瘤的相关数据基本属于正常范围。

如何鉴别子宫肌瘤和妊娠子宫？

妊娠子宫质软，呈球形增大，子宫增大和停经月份相符合，子宫表面无不规则隆起。妊娠有闭经史、妊娠反应、尿HCG（+）。妊娠6周即可在超声检查时看到早孕图像，而有助于妊娠的诊断。此外妊娠者外阴、阴道有紫蓝色着色，子宫颈质地极软，乳房胀满感，乳晕外可出现次晕。妊娠达4个月以后，可感胎动或听到胎心音，用手探触可感到子宫收缩。

子宫肌瘤囊性变需要和过期流产相鉴别。过期流产可有不规则阴道流血，尿妊娠试验呈阴性反应，而子宫有所增大，易误诊为子宫肌瘤。但是，过期流产者有停经史，曾有妊娠反应，子宫形态正常。通过B超检查，一般可确诊。必要时可行诊刮鉴别。

如何鉴别子宫肌瘤和子宫肥大症？

子宫肥大症也会引起月经过多，子宫增大，易与小的壁间肌瘤或宫腔内黏膜下肌瘤混淆。但子宫肥大症常有多产史，子宫增大均匀，无不平结节，子宫增大常在2个月妊娠左右，探测宫腔无变形，亦不感觉有肿块存在。B超检查见不到肌瘤结节。

如何鉴别子宫肌瘤和子宫内翻？

子宫翻出后很像垂脱于阴道内的有蒂黏膜下肌瘤。慢性内翻可引起阴道分泌物增多及月经过多。但双合诊时，除在阴道内摸到包块外，查不到另外有子宫体存在，也查不出有瘤蒂存在。子宫探针检查时，不能探入宫腔。有时可在肿块表面观察到双侧输卵管开口。但应注意，附着在子宫底部的黏膜下肌瘤往往引起不同程度的子宫内翻。

如何鉴别子宫肌瘤和盆腔炎性包块？

子宫附件炎性包块紧密与子宫粘连常被误诊为肌瘤。但盆腔炎包块往往有急性或亚急性感染史，继以下腹痛、腰痛。炎性包块边界不清，质地软，与子宫粘连或不粘连，有压痛，抗感染治疗有效，腹痛症状好转，体温下降，白细胞和中性粒细胞逐渐恢复正常。妇科检查肿块往往是双侧性，较固定，压痛明显，而肌瘤多无压痛。包块虽与子宫关系密切，但仔细检查，往往可查出正常子宫轮廓。检查不清时，可探测子宫腔。或作B超检查协助鉴别。

如何鉴别子宫肌瘤和畸形子宫？

双子宫或残角子宫不伴有阴道或宫颈畸形者易被误诊为子宫肌瘤。畸形子宫一般无月经过多的改变。但妇科检查时，子宫宽度增加或者感觉在触及的子宫旁有较硬的包块，和子宫有关联，而患者年轻，应想到有子宫畸形的可能。

子宫输卵管碘油造影HSG，最初用于不孕症的诊断，可研究输卵管是否通畅及功能方面的改变。它可以显示宫腔和输卵管的位置、形态、大小，具有简单易行、比较可靠的特点，检查中发现异常，不妨碍其他诊断治疗的进行，因此在子宫畸形的诊断中占有重要地位。正常的子宫形态为等边三角形或等腰三角形。当造影时，宫腔显示为两个，为双子宫、完全纵隔子宫；显示为Y形，可能为双角子宫、不完全纵隔子宫或弓形子宫；显示“半个子宫腔”，可能为单角子宫。子宫畸形的患者，宫颈多有异常。自有B超检查以来，畸形子宫更易于诊断，使残角子宫早期妊娠于破裂前即可明确诊断。

子宫黏膜下肌瘤在HSG中可见到宫腔内有充盈缺损出现，常可以提示有黏膜下突向宫腔的肌瘤存在，还可以了解肌瘤蒂的宽度，为临床处理提供更为可靠的依据。

如何鉴别子宫肌瘤和子宫肉瘤？

子宫肌瘤和子宫肉瘤都是子宫长的肿瘤。所不同的是子宫肌瘤是良性肿瘤，与体内雌激素水平偏高有关，属于性激素依赖性良性肿瘤。子宫肉瘤是一种少见的女性生殖器官恶性肿瘤，好发于50岁左右，恶性程度很高，多见于绝经前后的妇女。这种肿瘤来源于中胚层，可来自子宫的肌肉、结缔组织、血管、内膜基质或肌瘤。

子宫肌瘤多数患者无明显症状，仅于盆腔检查时偶被发现。若出现症状，与肌瘤的部位、生长速度及肌瘤有无变性等关系密切。

子宫肉瘤则有以下表现：

（1）阴道不规则出血，量多。肿瘤如坏死或形成溃疡，可排脓血样或米汤样臭液。

（2）腹部肿块，有时自己可以摸到，特别有子宫肌瘤者可迅速增大。

（3）肿瘤压迫可引起排尿障碍，并可有腰腹疼痛。

（4）检查可发现子宫明显增大，质软，有时盆腔有浸润块。如为葡萄状肉瘤，可突出于子宫颈口或阴道内，脆而软。

（5）宫肉瘤患者的病情发展到晚期，可出现消瘦、贫血、发热、癌痛、全身器官衰竭等症状。

子宫肌瘤和子宫肉瘤是很容易混淆的，这需要女性朋友们多注意自身健康，如果有不规则的阴道出血，分泌物异常，有恶臭，就要尽快去医院检查确诊，做到早诊断，早治疗。

如何鉴别子宫肌瘤和子宫腺肌症？

子宫腺肌症也是一种常见的妇科疾病，与子宫肌瘤的发病年龄相仿，多见于30~50岁的育龄妇女。一般来说子宫腺肌症突出的症状是继发性逐渐加重的痛经，而子宫肌瘤的突出症状却为月经过多及不规则出血。子宫腺肌症子宫也有增大，但很少超过3个月妊娠子宫大小。虽然如此，但子宫腺肌症与子宫肌瘤在发病年龄、症状及体征方面，确有相似之处而难以鉴别，常常需要借助于辅助检查来确诊。

到目前为止，B超检查仍是鉴别子宫腺肌症与子宫肌瘤常用的辅助检查。临床上常常遇到局限性子宫腺肌症B超误诊为子宫肌瘤的情况。因此，需要有经验的超声医师来进行诊断。此外阴道B超、彩色多普勒，特别是经阴道进行彩色多普勒超声检查等的应用可以提高二者鉴别的准确性。超声诊断的要点：患子宫肌瘤时，子宫增大，轮廓变异，瘤体呈圆球形，多呈低回声，瘤体与肌壁间有界限，瘤周边有环状或半环状血流信号；患子宫腺肌症时，子宫呈球形增大，轮廓多无变异，病灶以后壁或前壁为主，肌壁增厚，回声增强，内膜前移或后移，病灶与肌壁间无界限，病灶内可见小的衰减囊腔回声，内可见血流信号呈星点状，条状分布。患弥漫型子宫腺肌症时，整个子宫肌壁增厚，肌壁回声呈弥漫性增强，子宫内膜位置可以正常。因此，根据超声显像特点，鉴别诊断多无困难。

CT与MRI在鉴别子宫肌瘤与子宫腺肌症上，由于CT对软组织的分辨率有限，在显示病变的有无及两者的鉴别上敏感度不如MRI，目前较少应用。MRI具有极高的软组织分辨率，具有从多方面进行扫描及无创性等优点，被公认为诊断子宫腺肌病最可靠的无创伤性方法，矢状面T2W1是诊断子宫腺肌症的最佳序列。由于MRI价格昂贵，国内尚未广泛用于子宫腺肌症的诊断。子宫肌瘤与子宫腺肌症的MRI鉴别要点：发生子宫肌瘤时，子宫增大但可能不规则，常具局部突出的影像，病灶边界清晰，T1W1成像显示病灶呈低或中信号，T2W1呈低或高信号，结合带显示清晰；发生子宫腺肌症时，子宫呈弥漫性增大，外缘光滑，病灶向边缘浸润，边界不清，T1W1上显示点状高信号，T2W1上显示低信号伴点状高信号，结合带增宽或不清晰。对二者鉴别十分可靠。

此外，血清CA125测定有助二者的鉴别，CA125值升高对诊断腺肌症有参考价值。最后，还应该指出子宫肌瘤与子宫腺肌症合并存在并不少见。肌瘤合并腺肌症，约为30%以上。

如何鉴别子宫肌瘤和盆腔子宫内膜异位症？

子宫内膜异位症是由具有生长功能的子宫内膜出现于子宫体腔内壁以外部位引起的疾病。子宫内膜异位症也是一种雌激素依赖性疾病。具有活性的子宫内膜组织“跑”到人体其他部位，如子宫肌层内，形成子宫腺肌症、腺肌瘤；若异位发生在卵巢，则形成巧克力囊肿；也可发生在子宫骶韧带、肠壁、剖腹产手术瘢痕、阴道侧切口上，少数可异位到肺、胃、膀胱、口唇、鼻腔等，并同月经一起周期性地出血。由于这些血液没有出路，可逐渐淤积增大，造成痛经、不育、巧克力囊肿等。只要卵巢组织分泌激素，该病就逐渐加重。

子宫内膜异位症临床表现为剧烈痛经，呈继发性、进行性加重，常伴有性交痛，会导致原发性或继发性不孕。盆腔子宫内膜异位症患者也可有月经失调（如月经淋漓不净）、子宫增大等特点。妇科检查子宫略大或正常大小，但子宫活动明显受限，有盆腔粘连等表现。实验室检查中常表现CA125升高。在腹腔镜检查中可见盆腔内散在的蓝紫色结节。

如何鉴别子宫肌瘤和宫颈癌？

宫颈癌早期表现为接触性阴道出血，后期则为不规则阴道出血。年轻患者表现为经期延长、经量增多；老年患者则常以绝经后出现不规则阴道流血就诊。宫颈癌的患者还会出现阴道大量排液，可为白色或血性，稀薄如水样或米泔样，有腥臭味。

宫颈癌外生型最为常见。病变组织向外生长形成乳头状或菜花状，组织脆，容易出血。外生型的宫颈癌需要与脱出于宫颈口的子宫黏膜下肌瘤坏死感染鉴别，两者在外观上很难区别。阴道检查时可发现黏膜下肌瘤仍较规则，有时可触及根蒂，而宫颈癌的组织不规则，组织很脆且无根蒂。可取部分组织做病理检查，用于明确鉴别。

内生型的宫颈癌需要与未脱出宫颈口的黏膜下肌瘤鉴别。宫颈细胞学检查、高危型人乳头瘤病毒筛查、宫颈活检、宫颈管搔刮及分段诊刮可协助诊断。

如何鉴别子宫肌瘤和子宫内膜癌？

子宫内膜癌患者多为老年妇女，表现为绝经期延迟，或月经不规则；常为不孕或产次不多，合并有肥胖、高血压、糖尿病。若绝经后又有不规则阴道流血或排液则更易引起注意。对年轻女性有不规则阴道流血者，也要慎重弄清阴道出血的原因。

子宫内膜癌的患者往往子宫也有不同程度的增大，因此必须重视与子宫肌瘤的鉴别，特别是发生于绝经期前后的子宫肌瘤更需与之鉴别。鉴别的主要方法可以通过超声波检查、宫腔镜检查及分段诊刮明确。分段诊刮在诊断子宫内膜癌中是最常用的最有价值的方法。

子宫肌瘤合并子宫内膜癌，远较肌瘤合并宫颈癌为多，也比子宫肌瘤本身癌变为多。因此，子宫肌瘤患者应警惕合并子宫内膜癌。对临床诊断为子宫肌瘤的患者，特别是对于要求手术保留子宫或宫颈的，在做手术前应常规进行诊断性刮宫，可以发现意料之外的子宫内膜癌。对手术方案的制定有重要作用。

治疗篇

- 哪些子宫肌瘤患者不需要手术?
- 子宫肌瘤在保守治疗期间应注意些什么?
- 子宫肌瘤的药物治疗适应证是什么?
- 治疗子宫肌瘤的药物有哪几类?
- 雄激素治疗子宫肌瘤的作用机制是什么?
- ……

哪些子宫肌瘤患者不需要手术？

子宫肌瘤患者是否需要手术有严格的医学指征，并不是患了子宫肌瘤就必须接受手术治疗，很多子宫肌瘤患者是不需要手术治疗的。

经专业医生妇科检查子宫肌瘤没有出现明显的临床症状，比如月经量增多、贫血、月经时间延长、月经周期缩短；也没有盆腔脏器受压迫症状，比如解尿频率增加、解尿急迫感、下腹下坠感、腹部胀痛、便秘、大便形状改变等；随访观察期间肌瘤没有明显的长大或生长速度缓慢，这些子宫肌瘤患者都暂时不需要手术，可以暂时进行临床随访观察。

对于接近绝经期的妇女，由于肌瘤的发病原因经过研究与体内性激素水平密切相关，故绝经以后肌瘤大多都能萎缩，也可以暂时不手术，采取定期随访观察的方法，如若肌瘤明显增大或出现明显的临床症状时可再进一步考虑手术。

另外子宫肌瘤患者是否需要手术还与子宫肌瘤生长的部位有关系，如为黏膜下肌瘤，由于子宫肌瘤向宫腔内生长，增加了内膜面积，哪怕比较小的肌瘤都往往伴有非常严重的临床症状，比如月经量增多，出血时间延长，甚至出血不止继而引发严重贫血等。还有生长于子宫峡部和宫颈位置的肌瘤，由于生长位置靠近子宫动静脉、输尿管、膀胱、肠曲等重要邻近结构，并位于盆腔比较深的位置，如果肌瘤长到很大再进行手术的话，对医生来说手术难度加大，对患者来说所要承担的手术风险也增大，容易造成损伤，手术中的出血也可能会明显增加，甚至有需要输血的可能。所以这些生长于特殊部位的子宫肌瘤即使比较小也应该积极手术治疗，以免延误病情和最佳手术时机。

子宫肌瘤在保守治疗期间应注意些什么？

保守治疗期间的子宫肌瘤患者应定期随访复查，一般建议每3~6个月复查一次。因为子宫肌瘤的发病和生长与性激素水平有密切关系，故应该避免进食可能含有雌激素的食物和保健品，比如蜂王浆等。积极调整好心态，使心情放松，提高自身免疫力，不必过分紧张和焦虑，毕竟子宫肌瘤是一种常见的良性妇科疾病。如果在随访的过程中出现月经量增多、时间延长，尿频、尿急，下腹坠胀等临床症状，甚至患者自己在腹部摸到较硬肿块，都应该及时到医院就诊。

子宫肌瘤的药物治疗适应证是什么？

子宫肌瘤是一种常见的良性妇科疾病，并不是所有患了子宫肌瘤的患者都必须接受手术治疗，很多子宫肌瘤患者是不需要手术治疗的，有些仅仅需要随访观察就完全可以了，有些患者可能需要在医生的指导下服用药物进行保守治疗观察。可以用药物治疗的子宫肌瘤患者需符合以下条件：

子宫肌瘤患者如经过妇科检查子宫小于妊娠两个月大小，临床症状不明显或轻微；或者患者年龄已接近绝经年龄，体内的性激素水平已明显下降；或患有严重内外科疾病，全身情况不适宜手术的或者不能耐受手术的，可以先给予药物治疗，根据治疗效果再进一步决定是否需要手术。

治疗子宫肌瘤的药物有哪几类？

由于研究发现子宫肌瘤的病因可能与女性性激素关系密切，所以能起到对抗性激素作用的药物常被用来治疗子宫肌瘤。药物种类非常多，主要包括以下几类：

（1）促性腺激素释放激素激动剂GnRH-a：曲普瑞林、亮丙瑞林、戈舍瑞林等。

（2）雄激素衍生物类：孕三烯酮、丹那唑等。

（3）孕激素受体拮抗剂：米非司酮。

（4）选择性雌激素受体调节剂：三苯氧胺。

（5）雄激素类药物：甲睾酮、丙酸睾酮等。

上述药物均可用于临床子宫肌瘤的治疗，并能取得一定的治疗效果。

GnRH-a类药物更是获得了FDA的批准，用于纠正子宫肌瘤导致的出血和贫血症状。

雄激素治疗子宫肌瘤的作用机制是什么？

雄激素治疗子宫肌瘤的作用机理主要包括以下几个方面：

（1）对抗雌激素，使子宫内膜不再继续生长，减少盆腔充血，因而可以起到减少月经量的作用。

（2）较长期应用雄激素可以抑制垂体（或下丘脑），从而进一步抑制卵巢的分泌功能，减少雌孕激素的分泌量，缩短绝经过程，使患者提早进入绝经期，从而起到使子宫肌瘤不再进一步增长，甚至萎缩的作用。

（3）较长期应用可以直接抑制肌瘤细胞继续生长，甚至可起到使之萎缩的作用。但雄激素的副作用也比较严重，如长期应用雄激素可出现男性化等。目前已经较少应用，即使使用也以短期使用为主，应该避免严重副作用的出现。

哪些患者适合应用雄激素衍生物类药物治疗子宫肌瘤？

雄激素衍生物类药物适用于治疗子宫肌瘤伴有月经量增多的患者。常用的如内美通、丹那唑等药物，能抑制下丘脑促性腺激素释放激动素和垂体促性腺激素的合成和释放，从而使肌瘤缩小。但是，这两种药物有潮热、出汗、体重增加、痤疮、多毛等不良反应，且有肝损害，故肝功能异常者不宜服用此类药物。

米非司酮治疗子宫肌瘤的作用机制是什么？

研究表明子宫肌瘤的生长不仅与雌激素有关，同样也和孕激素水平有着密切的关系。米非司酮为一种有效的受体水平抗孕激素制剂，通过与体内孕激素争夺受体，起到竞争性抑制孕激素受体，使孕激素受体结构稳定，保持一种非DNA结合形式，因此能阻止孕激素发挥活性生理效能，阻止子宫肌瘤进一步生长。

值得注意的是大剂量运用时该药物还有抗糖皮质激素的作用，需要引起重视。服用该药物一段时间以后患者将出现月经停止来潮即闭经。

哪些子宫肌瘤患者适合使用米非司酮治疗？

（1）子宫肌壁间肌瘤经量增多不愿手术或因内、外科疾病，暂时不能手术者。

（2）用米非司酮在子宫肌瘤术前使其缩小后，以利于子宫肌瘤切除，通常适用于未婚、未生育者。此方法的疗效不如促性腺激素释放激素。

（3）子宫肌瘤切除术后复发者，予以米非司酮保守治疗。

哪些子宫肌瘤患者不适合使用米非司酮治疗？

（1）黏膜下子宫肌瘤。

（2）B超提示子宫肌瘤变性。

（3）怀疑子宫肌瘤恶变者。

（4）怀疑子宫内膜和宫颈有癌前病变或癌变者。

（5）肝肾功能异常者。

促性腺激素释放激素治疗子宫肌瘤的作用机制是什么？

人体的正常性激素分泌依赖于下丘脑－垂体－卵巢轴的正常运转，三者相互调节反馈。

促性腺激素释放激素（GnRH）是由下丘脑合成释放的。如果大剂量连续或长期使用促性腺激素释放激素类似物可以产生抑制促卵泡生成激素（FSH）和促黄体生成激素（LH）分泌的作用，这样可以进一步抑制卵巢分泌性激素，使患者体内雌激素达到绝经水平，造成闭经，从而缓解月经过多，经期延长，改善贫血的症状，并且能达到抑制子宫肌瘤生长甚至使其萎缩的目的。

但使用这种药物也会出现一些绝经以后的围绝经期症状，比如容易出汗，感觉潮热，情绪容易波动，阴道干涩以及骨钙丢失等，故医学研究发现如果使用药物3个月以上可以反向添加一些性激素，来减轻患者的围绝经期症状。

促性腺激素释放激素适合哪些子宫肌瘤患者？

促性腺激素释放激素是目前保守治疗子宫肌瘤药物之一，临床上对缩小肌瘤有一定效果，但并不是所有子宫肌瘤均可用此治疗。必须在医生指导下应用。

（1）近绝经期肌瘤患者，通过促性腺激素释放激素治疗，可使子宫肌瘤缩小，减轻症状，纠正贫血，诱发提早绝经，从而免除妇科手术治疗。

（2）肌瘤合并不育症患者或在生育年龄由于肌瘤造成不育或流产者，经促性腺激素释放激素治疗后能使肌瘤缩小，尤其是位于子宫底部的肌瘤，机械性阻碍输卵管开口，当治疗后肌瘤缩小，增加输卵管通畅度，从而增加其受孕的机会。

（3）术前应用促性腺激素释放激素治疗3个月，往往可造成闭经，可纠正贫血，并使子宫肌瘤缩小，减少子宫血供，使易于进行手术，减少术中出血，缩短手术时间，减少术后并发症。

（4）合并内、外科疾病者，而不宜或不愿接受手术者，可应用促性腺激素释放激素改善临床症状，缩小肌瘤。

促性腺激素释放激素有哪些副作用？

促性腺激素释放激素长期治疗子宫肌瘤，必然会造成低雌激素状况，从而造成一系列低雌激素的不良反应。

（1）潮热　发生率为70%左右。一般患者能耐受。一旦停药很快消失，有些患者随着继续用药反而潮热减轻。

（2）阴道不规则出血　发生率为20%～40%。个别患者治疗期间可见阴道点滴出血。

（3）骨质疏松　促性腺激素释放激素长期治疗6个月后，骨质疏松发生率为60%。如使用3～6个月对骨质疏松没有明显影响。

（4）其他不良反应　发生率为5%～15%。可见头痛、精神抑郁、失眠、阴道干燥、性欲减退、肌肉关节酸、脱发等。

促性腺激素释放激素（GnRH）是目前治疗子宫肌瘤较为有效的药物，但是长期应用的副作用大，用药超过6个月会显著降低骨质密度，并且停药后肌瘤可“反弹”，停药6个月内多数肌瘤又恢复到原来大小。因此，目前GnRH主要用于近绝经期患者和术前辅助治疗。近绝经期患者用GnRH可提前过渡到绝经期，使肌瘤自然萎缩；术前2～3个月使用GnRH可以缩小肌瘤，从而缓解患者贫血，改善术前状况，减少术中出血；术前使用GnRH有增加术后复发率的可能，这可能是由于GnRH使肌瘤体积缩小，导致术中漏剥，而增加了术后复发率。

三苯氧胺治疗子宫肌瘤的作用机制是什么？

三苯氧胺又名他莫西芬，是目前在雌激素依赖性肿瘤的治疗中应用最广泛，最有效的非甾体抗雌激素药物。

作用机制：①抗雌激素作用，通过与雌激素竞争受体，使雌激素不能发挥活性作用，相当于雌激素水平降低，使肌瘤停止生长并萎缩。②细胞毒作用，直接杀灭肿瘤细胞，使肿瘤缩小。

需要注意的是该药在抗雌激素的同时兼具弱雌激素作用，长期服用需注意随访超声检查，了解子宫内膜厚度，及时发现是否存在子宫内膜的病变。

哪些患者适合应用三苯氧胺治疗子宫肌瘤？

三苯氧胺具有抗雌激素效应，可出现雌激素水平低下症。但三苯氧胺还具有微弱的雌激素作用，所以对于子宫内膜异位症、子宫内膜增生过长要慎重使用。那么哪些患者适合应用呢？具体如下：

（1）子宫肌壁间肌瘤经量增多要求保守治疗者。

（2）近绝经期肌瘤患者。通过三苯氧胺治疗，可使子宫肌瘤缩小，减轻症状，从而免除妇科手术治疗。

（3）子宫肌瘤切除术后复发者，可予三苯氧胺保守治疗。

三苯氧胺治疗子宫肌瘤的方法：10~20mg每日2次，连服3~6个月。

中药治疗子宫肌瘤是否有效？

中医学对于一部分子宫肌瘤患者也能起到很好的治疗效果。中医认为，子宫肌瘤属于“癥瘕”范畴，本病主要是由于气滞血瘀，风寒湿热之邪内侵或七情、饮食内伤、脏腑气血功能失调所致。病机为气滞血瘀、痰湿凝滞。故辨证论治重在理气行滞、活血化瘀、化痰消癥。

临床上最常见的是气滞血瘀型，还有一些患者合并有气虚。因此，中医治疗的原则就是活血化瘀、软坚散结为主，佐以扶正祛邪。比较小的子宫肌瘤，无明显临床症状者可以采取中药治疗，有一定疗效，但起效比较缓慢。并不是所有的子宫肌瘤患者都能通过服中药治愈疾病，服药期间还应坚持随访复查，监测子宫肌瘤生长情况。

哪些子宫肌瘤患者适合用中药治疗？

中药治疗肌瘤，需要符合3个条件。

（1）子宫大小不超过怀孕两个半月大小，单个肌瘤大小不超过4cm。一般来说，1~2cm的子宫小肌瘤，中药治疗效果最好。如果肌瘤较大，最好的治疗方法还是手术治疗，能得到较快的治疗效果。

（2）往子宫腔外长的肌瘤，即浆膜下肌瘤或肌壁间肌瘤，适合用中药治疗。往子宫腔内生长的肌瘤不宜采取中药治疗，这是因为黏膜下肌瘤往往伴随有明显的月经增多、贫血的症状，应该采取手术治疗以获得较快效果，而中药治疗起效比较缓慢，疗程时间比较长。

（3）患者临床症状不严重，即月经量无明显增多，无严重贫血，无严重的盆腔压迫症状如尿频尿急等症状者，也适合用中药治疗。

中医如何辨证治疗子宫肌瘤？

1.气滞血瘀型

症见小腹包块，坚硬不移，伴下腹胀满，胸胁胀闷不舒，精神抑郁，嗳气叹息，月经不调，周期紊乱，急躁易怒，一触即发，舌质红苔薄白，脉沉弦。治宜疏肝理气、活血化瘀。方用逍遥散合桂枝茯苓丸：当归、赤芍、柴胡、茯苓、白术、桂枝、丹皮、桃仁、香附、陈皮、甘草，水煎服等。每日1剂，日服2次。

2.气虚血瘀型

症见小腹包块，质硬不移，伴有体虚无力，食欲差，腰痛腿软，面色黄而无光泽，月经量多，或暴崩如注，或淋漓不断，迁延日久，舌质淡苔薄白，脉沉细。治宜健脾补肾、活血化瘀。方用四君子汤合寿胎丸合桂枝茯苓丸：党参、白术、茯苓、菟丝子、杜仲、续断、桑寄生、当归、赤芍、川芎、桂枝、丹皮、桃仁、甘草等。水煎服，每日1剂，日服2次。

3.痰湿型

症见小腹包块，质硬不移，伴带下量多，色白质稠，形体肥胖，胸脘痞闷，甚至恶心呕吐，月经延期不至，甚或闭而不行，舌质淡胖，苔白腻，脉弦滑。治宜除湿化痰、散结消癥。方用开郁二陈汤合消瘰丸：陈皮、茯苓、苍术、香附、川芎、木香、半夏、青皮、莪术、槟榔、元参、牡蛎、浙贝、甘草等。水煎服，每日1剂，日服2次。

4.热毒型

症见下腹包块，质硬不移，触之疼痛，痛及腰骶，带下色黄有味，或白带有血，经期提前，经量多，伴发热口渴，喜喝冷饮，大便干结，小便黄热，舌质红苔黄，脉弦滑数。治宜清热解毒、化瘀消癥。方用五味消毒饮合桃仁四物汤：双花、公英、野菊、地丁、桃仁、红花、当归、生地、赤芍、川芎、丹皮、丹参、白术、甘草等。水煎服，每日1剂，日服2次。

中医治疗子宫肌瘤的方法有哪些？

根据以上中西医学对子宫肌瘤提出的病因，对子宫肌瘤所采取的治疗原则是：①调节下丘脑–垂体–卵巢性腺轴功能；②活血化瘀散结；③消炎；④提高免疫功能；⑤辨证施药，正盛则克伐为主，正衰则攻补兼施。

现代药理研究认为，活血化瘀中药不仅可改善微循环和血瘀黏聚状态，促进纤维组织软化和吸收，还可以调节机体免疫功能，而且可能有抑制雌激素诱导肌瘤中的雌激素受体（ER）功能性超表达带来的孕激素（PR）表达增加的作用。解毒中药可调节辅助T淋巴细胞（TH）和抑制性T淋巴细胞（TS）细胞的功能和比例，抑制肥大细胞的脱颗粒和递质的释放，抗菌和抗炎，改善微循环和毛细血管通透性，调节内分泌，改善吞噬细胞功能，对机体免疫起双向调节作用。据此自拟消瘤方，以消瘤为主。方剂组成：紫草、皂角刺、益母草、雷公藤、合欢皮、海藻、肉苁蓉、当归、莪术、黄芪、甘草等，水煎服，每日1剂，分2次服，3个月为一个疗程。

同时进行中药离子导入治疗。用紫草、天花粉、雷公藤、莪术等煎浓汤，借助药物离子导入的直流电场作用，将药物经皮肤导入盆腔中，使药效充分发挥作用。每日1次，每次30分钟。

消瘤方剂中各味中药成分对子宫肌瘤的治疗作用是什么？

消瘤方剂主要组成为：紫草、皂角刺、益母草、雷公藤、合欢皮、肉苁蓉、当归、莪术、黄芪等。各味中药成分对子宫肌瘤的治疗作用如下。

紫草：抗菌、抗炎、抗肿瘤，可使卵巢、子宫及垂体重量不同程度减轻。并有明显抗垂体促性腺激素及绒毛膜促性腺激素作用。对子宫有兴奋作用。

皂角刺：药理实验表明对小鼠S180肉瘤有抑制作用。有抗菌、减轻结缔组织增生的作用。

益母草：对子宫有明显兴奋作用，抗血小板聚集、抗血栓，对慢性宫颈炎、各种阴道炎、子宫内膜及输卵管炎等疾患，常以益母草为主，配伍其他中药治疗有一定疗效。

雷公藤：抗炎、抗肿瘤，使子宫总重量减轻，子宫平滑肌纤维变细变薄，子宫内膜体细胞减少。

合欢皮：活血化瘀，抗炎，对子宫有明显收缩作用，抗肿瘤。

莪术：能增强组织免疫原性，诱发或促进机体对肿瘤的免疫排斥反应，抗癌。临床以莪术油作宫颈癌瘤内注射，治疗后可见瘤组织坏死、脱落，局部淋巴组织细胞浸润，部分病例肿瘤消失。莪术提取物具有抗着床、抗早孕作用，使子宫内膜分泌期被抑制，胚胎发育退化、脱落。有活血化瘀作用。

当归：活血化瘀，增强免疫功能，抗菌、抗炎、抗肿瘤。

肉苁蓉：增强免疫功能，有雄激素样作用，以肉苁蓉为主药配方治疗子宫肌瘤有缩小肿瘤作用。

黄芪：增强免疫功能。诱生干扰素、活血、抗炎。

根据消瘤方各药之现代药物配合辨证组方，具有抑制卵巢功能、抗肿瘤、消炎、活血化瘀、软坚散结、提高免疫功能的作用。内服消瘤方，结合药物离子导入，内外合治更能加强疗效。

治疗子宫肌瘤的常用中成药有哪些？

中医药治疗子宫肌瘤以化瘀消癥为主，辨证论治，药方众多。临床常用的有桂枝茯苓胶囊和宫瘤清胶囊，常与西药联合使用，效果较好，但应密切注意中西药连用可能出现的不良反应。

1.桂枝茯苓胶囊

系根据汉代张仲景《金匮要略》桂枝茯苓丸方，经现代技术研制而成。其主要成分是桂枝、茯苓、丹皮、芍药、桃仁等，研究表明该药有降低血液黏度、镇痛、抗炎作用。同时具有活血化瘀、消癥散结、祛瘀生新、理气止痛之功用，并且无毒副作用。还具有服用方便，易于吸收，疗效显著的特点。

2.宫瘤清胶囊

具有活血化瘀、消癥破积、养阴清热的功效。实验表明，该药具有对抗雌激素的作用，明显改善微循环障碍，降低全血黏度，尚有止血抗炎作用。临床观察对月经过多、经期延长等症状有明显的改善，也有一定的缩瘤效果。

子宫肌瘤患者月经过多可用哪些药物治疗？

1.酚磺乙胺注射液（止血敏针）

作用：增强毛细血管的抵抗力及血小板的聚集和黏附性，促进血小板释放凝血活性物质。

适应证：用于防治各种手术前后的出血，也可用于血小板功能不良等引起的出血。

用法用量：肌内注射或静脉滴注，一次0.25~0.5g，一天0.5~1.5g。静脉滴注，一次0.25~0.75g，一天2~3次。

注意事项：不可与氨基己酸注射液混用。

2.氨甲苯酸注射液（止血芳酸）

作用：能保护纤维蛋白不被纤溶酶降解。

适应证：用于由原发性纤维蛋白溶解过度引起的出血。

用法用量：静脉注射或静脉滴注，一次1~3支，一天不超过6支。

注意事项：有血栓者慎用。与青霉素或尿激酶等溶栓剂有配伍禁忌。与口服避孕药、雌激素或凝血酶原复合物合用，有增加血栓形成的危险。

3. 氨甲环酸注射液

作用：抑制纤溶酶的作用。抗变态反应、消炎、止血。

适应证：用于纤溶亢进的出血症。

用法用量：口服，每天2~4片，分2~4次服用。

注射用：每天1000~2000mg，分1~2次，静脉注射或静脉滴注，根据年龄和症状可适当增减剂量。

注意事项：有血栓者慎用。

4. 巴曲酶（注射用）（立芷雪）

适应证：用于需减少流血或止血的各种医疗情况下的出血及出血性疾病。

用法用量：每次1~2U。

注意事项：有血栓病史者禁用。孕妇一般不宜使用，尤其是妊娠3个月以内者。

5. 断血流颗粒

作用：凉血止血。

适应证：用于月经过多，功能失调性子宫出血、子宫肌瘤出血。

用法用量：一次1袋，一天3次。

6. 宫血宁胶囊

作用：凉血止血，清热除湿，化瘀止痛。

适应证：用于月经过多，产后或流产后宫缩不良出血，子宫功能性出血，及慢性盆腔炎所致的少腹痛、带下增多。

用法用量：月经过多或子宫出血期，一次1~2粒，一天3次，血止停服。慢性盆腔炎，一次2粒，一天3次。

注意事项：孕妇忌服，胃肠道疾病患者慎用或减量服用。

7. 妇科止血灵片

作用：补肾敛阴，固冲止血。

适应证：用于功能性子宫出血。

用法用量：一次5片，一天3次。

8. 经血宁胶囊

作用：祛瘀止血。

适应证：用于月经过多，也可用于轻中度消化道出血的辅助治疗。

用法用量：一次2粒，一天4次。

注意事项：体质虚弱者禁用。

子宫肌瘤患者可服用中药膏方吗？

中药膏方，是五大药物剂型——丸、散、膏、丹、汤之一。膏，取其滋润之意，膏滋是中成药的重要组成部分。其特点是：应用方便、药力持久、便于携带、经济且患者方便乐用。具有益气补血，调和营卫，通利血脉等功用。

子宫肌瘤患者准备接受手术治疗前，可选用增强体质、预防肌瘤生长的药物。术后可根据病情及患者的体质，选择合适的膏方，只要服用合理，方法对，就能早日恢复健康。一般可选择补益气血的药物，加入消散肌瘤的药物如三棱、莪术、半枝莲、夏枯草、海藻、昆布、蚤休之类，配伍制成膏方，可起到标本兼治、攻补兼施的特色。

何为子宫肌瘤的超声引导射频消融术？

子宫肌瘤的治疗方法有许多种，超声引导射频消融术是近年来发展起来的微创热损毁技术，可用于治疗子宫肌瘤。

其原理：①通过产生生物热效应，使子宫肌瘤组织细胞直接热凝固坏死；②通过产生生物热效应，直接灭活肌瘤组织中的雌激素受体和神经；③通过生物热效应，使肌瘤供血血管形成血栓，终止肌瘤供血，导致肌瘤组织缺血变性坏死。

优点：①具有方法简单、微创、操作简便以及安全度高的特点；②治疗后，可以观察到热损毁的范围。子宫肌瘤有假包膜，阻隔热能及子宫血流，有自我调节散热作用，从而达到不损伤肌瘤病灶周围正常组织的作用。

超声引导射频消融术用于治疗子宫肌瘤，可以使病变组织脱水、凝固、坏死，从而被正常组织吸收、自动排出，以达到避免手术，保留子宫的目的。适用于子宫肌瘤比较小的，临床症状不明显的子宫肌瘤患者；比较大的子宫肌瘤可能无法通过一次治疗就达到完全坏死的目的，另外较大肌瘤坏死的肌瘤组织完全吸收也比较困难，可能达不到患者希望治疗后肌瘤明显缩小的预期。目前这种疗法效果尚待证实及进一步观察。

海扶刀（HIFU）治疗子宫肌瘤的优缺点是什么？

HIFU在其适应证治疗子宫肌瘤的范围内，可以使患者免于手术的困扰。其治疗的优点有：

①无创性，无刀口，无出血，无放射性损伤；

②保留子宫功能，减少治疗对患者的身心影响；

③定位准确，能力分布均匀，治疗效果明显。

海扶刀在治疗后会有腹胀、腰骶部隐痛、偶有血尿、腿部发麻等。一个7cm左右的子宫肌瘤HIFU治疗需要3小时，更大的肌瘤或多发的肌瘤需连续多次HIFU治疗。HIFU治疗的副作用包括皮肤灼伤、腹壁皮下水肿、神经损伤、周围器官的损伤等。是否对病灶准确定位、治疗时间及采用的超声能量是影响治疗效果的重要因素。需要注意的是，海扶刀治疗引起的子宫肌壁局部的凝固性坏死可使妊娠子宫肌壁弹性降低，子宫破裂风险增加，所以对有生育要求的患者，用海扶刀治疗子宫肌瘤还需慎重，但目前也有极个别患者在使用海扶刀治疗子宫肌瘤后成功妊娠分娩。慎重起见，对有生育要求的子宫肌瘤患者，目前仍首选手术切除子宫肌瘤，海扶刀仍需谨慎选择。

何为子宫肌瘤血管栓塞治疗？

血管栓塞（UAE）治疗也是近年来发展较快的保守治疗方法，以前该项治疗主要用于肿瘤的治疗，后来渐渐推广到其他疾病的治疗中。

该项手术的原理是指通过X线透视引导，将导丝插入相应血管，通过多种方法阻断血管的血液供应以达到治疗的目的。子宫肌瘤属血供丰富的良性肿瘤，通常是1~2支子宫动脉分支供养一个肌瘤，没有侧支循环。

子宫动脉栓塞术治疗是用导管超选择性插入双侧子宫动脉，注入栓塞物质，闭塞子宫肌瘤血流，使子宫肌瘤缺血萎缩，从而使肌瘤消退或缩小。UAE术后3个月、6个月、1年及2年的症状缓解率分别为90%、92%、87%和100%；术后3个月、2年的肌瘤体积缩小率分别为29%和86%，多数肌瘤血供消失，子宫血运和血管阻力无影响。相对手术而言，UAE以其出血少、住院时间短等优势，更适宜巨大子宫肌瘤、不愿接受子宫切除和不适宜大型手术的患者。

子宫肌瘤血管栓塞治疗的适应证和禁忌证是什么？

目前认为，子宫肌瘤能否实施血管栓塞治疗的关键在于子宫肌瘤内血供是否丰富，根据子宫肌瘤内的血流量分，富血流型疗效最好，其次为富血管型、一般血流型，非富血管型疗效最差。子宫肌瘤的血流类型也可通过增强的MRI确定。因此，除非富血流型子宫肌瘤外，有血流的子宫肌瘤都是子宫肌瘤血管栓塞治疗的适应证。

但以下情况不建议行子宫肌瘤血管栓塞治疗：①非富血管型的子宫肌瘤；②子宫肌瘤内出现较大范围的间变、钙化、坏死；③带蒂的浆膜下肌瘤、阔韧带肌瘤；④肌瘤恶性变或子宫肉瘤；⑤存在血管造影的禁忌证，如心、肝、肾等重要器官功能障碍，凝血机制异常，穿刺部位皮肤感染等；⑥妇科急慢性炎症未能得到控制者；⑦碘剂过敏者及其他相对禁忌证。

如何评估血管栓塞治疗子宫肌瘤的疗效？

首例子宫动脉栓塞治疗子宫肌瘤的临床报道至今已有30余年的历史。子宫肌瘤的血供来源于子宫动脉，并形成大小不同的双层供血血管网。将双侧子宫动脉栓塞后，子宫肌瘤平滑肌细胞发生变性坏死，由于肌瘤细胞分裂程度相对较为活跃，对缺血缺氧的耐受力差，故细胞变性坏死发生较早，且程度较重，肌瘤细胞总数明显减少。

自1995年法国Ravina首次系列报道16例采用子宫动脉栓塞治疗症状性子宫肌瘤以来，作为子宫切除术和子宫肌瘤剔除术以及药物治疗的替代治疗方法，它具有操作简便，创伤小，止血迅速，有效，患者易耐受，可保留子宫及住院时间短等优点，已在世界范围内被越来越多地采用。

子宫动脉栓塞治疗子宫肌瘤能否取得良好疗效的关键是：①肌瘤内血流量的类型；②插管是否到位；③选择的栓塞剂是否合适；④栓塞的程度掌握是否恰当。

UAE术后较肌瘤切除术易出现产科并发症，尤其是早产、自然流产、胎盘异常及产后出血。因此，对希望生育的患者仍然建议首选子宫肌瘤切除术。此外UAE术后还可能出现治疗后闭经、卵巢功能衰竭、肌瘤复发以及切除子宫等问题。

血管栓塞治疗子宫肌瘤失败的原因是什么？

子宫动脉栓塞治疗失败率为0.2%~11%。失败的原因主要是技术上的原因，如栓塞失败、未行超选择子宫血管插管、管腔再通（不完全栓塞和单侧栓塞）、栓塞剂选用不当；或适应证选择不当，如肌瘤已发生退行性变（囊性变、纤维化、钙化），血供不丰富，带蒂的浆膜下肌瘤、肌瘤肉瘤变或肉瘤；术后并发症，如感染处理不当所致。因术后感染导致治疗失败者最高占3%。如果子宫动脉栓塞治疗失败，还可选择其他治疗方法，如手术治疗的方法。

围手术期治疗的目的是什么，有哪些方法？

围手术期治疗的目的是确保手术顺利进行，减少手术并发症，提高手术疗效。具体有以下方法。

1.内外科合并症方面的治疗

如合并有高血压、糖尿病、贫血等，手术可能造成血压波动，诱发心脑血管意外，糖尿病、贫血可能造成伤口愈合不良等，所以需要在手术以前对这些疾病进行治疗，积极控制血压、血糖，补血治疗改善贫血，以防影响手术、增加手术风险、影响患者手术以后的恢复。

2.妇产科方面的治疗

比如子宫肌瘤巨大，生长位置特殊如子宫峡部肌瘤、宫颈肌瘤等，可能造成手术难度增加。另外由于输血有感染肝炎、HIV等多种病毒的可能，许多患者对输血顾虑较大，对于并发严重贫血而患者又不愿输血治疗的，可在术前先采用药物治疗，使子宫肌瘤缩小，或造成闭经减少出血，改善患者贫血症状，减少并发症或提升血色素，以达到降低手术难度，避免术中输血的目的。

哪些子宫肌瘤患者需要手术治疗？

子宫肌瘤的患者是否需要手术，医学上有严格的手术指征。主要有以下几点：

（1）月经过多造成贫血，药物治疗无效；

（2）严重腹痛、性交痛或慢性腹痛、有蒂肌瘤扭转引起的急性腹痛；

（3）体积大或引起膀胱、直肠等压迫症状；

（4）能确定肌瘤是不孕或反复流产的唯一原因者；

（5）疑有肉瘤变。

子宫肌瘤的手术方式有哪些？

子宫肌瘤的手术方式多种多样，主要包括有肌瘤切除（摘除）术、全子宫切除术以及次全子宫切除术。手术途径可采取开腹手术，经阴道手术及宫腔镜、腹腔镜下手术等，各种不同途径的手术各有其适应证。医生根据患者的年龄，是否有生育要求，以往的生育情况，肌瘤的大小、数目、生长位置等来为每位患者制定个性化的治疗方案，选择合适的手术方法。

手术治疗前的准备工作有哪些？

进行一次手术治疗无论对于患者还是医生都是一件非常慎重的事情，因此手术以前的准备工作需要尽可能的充分。主要有以下若干方面：

（1）医生需与患者及家属充分沟通，向她说明手术的指征，需要做什么样的手术以及为什么要做手术，并且告知她手术中可能发生的风险，好处以及可能带来的副作用、并发症。并且要耐心地接受患者提出的问题，加以解释，打消患者的顾虑，纠正一些误解和不正确的想法。

（2）手术之前一定要进行宫颈癌的筛查，必要时阴道镜检查宫颈活检和宫颈管搔刮手术以除外宫颈癌。

（3）对于有月经过多、过长或过频的患者可能伴有贫血，术前应该做诊断性刮宫排除恶性肿瘤，并通过激素治疗来控制出血，给予铁剂来纠正贫血。毕竟很少的患者愿意输血治疗，大多数患者对输血存在较大顾虑。

（4）对于合并内外科疾病的患者，术前需要其他学科的医生进行评估和检查，积极治疗这些疾病，使其不影响手术过程及术后恢复。

（5）对于一些有较大肌瘤或附件肿块的患者，以往有多次盆腔手术病史的患者，或妇科检查估计盆腔粘连非常严重的患者，术前应该进行静脉肾盂造影了解泌尿道情况，避免损伤。有的患者还应该进行盆腔CT、MRI等检查。

（6）饮食准备：手术之前24小时患者不进固体食物，改进流质，术前12小时禁食，4~8小时禁水。术前进食会增加手术时及术后恶心、呕吐和胀气，影响术中术野暴露，并增加吸入性肺炎的危险。

（7）肠道准备：肠道准备可以保持肠道清洁，有利于手术中视野暴露清楚。术前一晚需灌肠，并需口服缓泻剂。对于盆腔粘连比较严重的，手术难度较大的患者可能还需口服抗生素，以防术中可能出现的肠道损伤，一旦发生也可以进行直接修补。

（8）术前患者需要练习有效咳嗽，床上翻身，下床及在床上使用便盆等，以适应手术后的恢复过程。

（9）皮肤清洁：术前一日洗澡，特别是上起乳头水平，下至耻骨联合，两侧至腋后线之间的区域，注意清洁脐孔，剪去指（趾）甲。

什么是子宫肌瘤切除术？

子宫肌瘤切除术是将子宫上的肌瘤摘除，保留子宫的一种手术。

子宫肌瘤患者目前存在以下特点：随着女性婚育年龄的推迟，未婚未育女性罹患子宫肌瘤的人数逐渐增多，女性对生殖内分泌健康状态日益重视，更多的妇女希望保留子宫的完整性，即使不是为了生育，也要求行子宫肌瘤切除术。

以人为本，提供人性化个体化的服务已成为医疗服务之主流，更多的妇科医生在决定手术方式时会充分关注到患者的心理需求。妇产科学界的鼻祖Boney曾说过，为了一切纯粹良性的肿瘤而切除年轻女性的子宫是外科医生的失败。

切除子宫肌瘤保留子宫是患者的迫切需求。子宫切除虽然去除了瘤体，迅速控制症状，但是切除子宫后的器官缺失感，子宫切除后对卵巢功能及盆底结构的影响等因素，使相当一部分女性对子宫切除望而却步。与子宫切除术相比，子宫肌瘤切除术不仅保留了患者的生育力，更重要的是维持了子宫生理解剖功能，保持了盆底解剖结构的完整性，有利于术后患者的身心健康。

子宫肌瘤切除术前需要做什么特别检查？

做子宫肌瘤切除术者，术前最好有子宫内膜的病理检查，以排除子宫内膜癌前病变或癌变。如果患者有过性生活，在子宫肌瘤切除术前，需要做宫颈癌筛查（宫颈液基细胞学检查+人乳头瘤病毒检查）。术中注意肌瘤有否恶性变，切除的肌瘤可送快速冰冻检查进行排查。

子宫肌瘤切除术的适应证及禁忌证是什么？

1.适应证

（1）希望保留生育功能的患者；

（2）希望保留子宫的肌瘤患者；

（3）排除肌瘤恶变等情况。

是否行子宫肌瘤切除术应根据患者年龄，子宫肌瘤的生长部位、数目、大小等决定。手术方式有两种：①腹部子宫肌瘤切除术：适用于有生育要求或患者虽无生育要求，但不愿意切除子宫而要求保留子宫者。②经阴道肌瘤切除术：带蒂黏膜下肌瘤蒂根位置低，瘤蒂可于颈管内触及者，适于采用阴道肌瘤切除术，摘除肌瘤后即可解决由肌瘤产生的症状，而不需要做子宫切除。须注意的是术前须确定肌瘤是来自宫颈还是来自宫腔。

2.禁忌证

（1）子宫肌瘤恶变；

（2）严重的盆腔粘连；

（3）宫颈细胞学高度可疑恶性者。

子宫肌瘤切除术后存在着妊娠和分娩时有发生子宫破裂的危险性以及肌瘤复发的可能性，有再次手术可能。至于肌瘤数目，通常限于15个以内。也有超过100个以上肌瘤剥除后生育得子的例子。

子宫肌瘤切除术的手术方式有哪几类？

子宫肌瘤切除术主要有以下3种：经腹子宫肌瘤切除术；经阴道子宫肌瘤切除术；腹腔镜子宫肌瘤切除术。

什么是经腹子宫肌瘤切除术?

经腹子宫肌瘤切除术是指开腹把子宫上的肌瘤逐个剥除。经腹子宫肌瘤切除术系传统的手术方式，手术适应证广。适用于年轻要求保留生育功能的患者。同时，对于临床医生此术式学习时间较短，容易掌握。

一般根据瘤体生长部位决定切口。位于峡部附近采用横切口，位于子宫体部采用纵切口。为降低对子宫的损伤和术后粘连，子宫上的切口以前壁为好，且尽量少做切口，要“一口多用”，从一个切口尽量多切除肌瘤。还尽量避免穿透子宫内膜。切口止血要彻底，缝合切口不留死腔。手术完毕后子宫切口尽量做到腹膜化。

手术以后如果怀孕，要特别小心，因为到了妊娠中、晚期，特别是临产以后，子宫的瘢痕有可能破裂，所以应加强产前保健，在医生的监护下度过妊娠、分娩期。

什么是阴式子宫肌瘤切除术?

阴式子宫肌瘤切除术是指经过阴道把肌瘤切除，适于脱出至阴道内的黏膜下子宫肌瘤，对于突出于宫腔中的黏膜下肌瘤，可在宫腔镜下切除。大的黏膜下肌瘤引起出血而继发严重贫血，一般常在输血改善机体情况后再予手术。

阴式子宫肌瘤切除术系近年逐步用于临床的术式。前壁浆膜下肌瘤可经阴道前穹隆切除；后壁浆膜下肌瘤可经阴道后穹隆切除。具体手术方式：切开阴道前穹窿或后穹窿进入盆腔，将肌瘤拉入阴道或将宫体翻转入阴道，切开子宫壁、剥除瘤体、缝合瘤腔。

由于经阴道操作充分利用了女性人体的天然通道——阴道，对腹腔脏器干扰少，术后疼痛轻，手术医生在掌握经阴道手术技巧后可施行手术。

阴式子宫肌瘤切除术的特点是什么？

阴式子宫肌瘤切除术是近年来在临床开展的一种新术式，其充分利用了女性阴道这一天然通道，是一种微创手术。

它具有以下优点：

①对腹腔干扰小、手术创伤小，无腹壁瘢痕以及因瘢痕带来的痛苦。

②可在直视下止血，因而手术时间并未延长，出血量亦未增多。

③不需要特殊、昂贵的器械。

④术后恢复快，住院时间短。

⑤术后吸收热程度和发生率低。

阴式子宫肌瘤切除术的适应证是什么？

由于经阴道操作手术视野局限、暴露范围小，阴式子宫肌瘤切除术一般适用于有阴道分娩史，阴道比较宽松，子宫肌瘤数量不超过2个，且位于子宫前壁或后壁或子宫颈部，瘤体直径7cm以内的患者。

对肌瘤过大、子宫已经超出盆腔、位于子宫底部的肌瘤或多发的小肌瘤，以及未生育或者阴道窄小的患者，经阴式子宫肌瘤切除术难度较大，不宜实施。经阴道手术为有菌手术，切口感染的概率增加。

什么是腹腔镜下子宫肌瘤切除术？

腹腔镜子宫肌瘤切除术就是采用微创手术方法，即用5mm微孔技术，通过国际先进的腹腔镜将子宫上的肌瘤剥除而保留子宫的手术。腹腔镜手术具开腹手术视野良好的优点，同时具有创伤小、术后康复快、粘连轻、不影响腹部美观的特点，受到医生和患者的欢迎。该手术主要适用于浆膜下和肌壁间的子宫肌瘤。

腹腔镜只需在腹部开3~4个5~10mm小孔，即可在电视屏幕前获得比肉眼更清晰的图像，医生可在清晰直观的视野下，实施微创手术治疗。由于腹腔镜手术使用电凝器械，不过多干扰盆腔，切除子宫肌瘤的手术中出血和术后粘连均较经腹手术少，而且术后住院时间短、恢复快（当日或次日即可下床活动、3~5天即可完全康复出院）且不影响生理功能等优点，使其成为希望保留生育功能的子宫肌瘤患者更愿意选择的一种术式。

哪些患者适合经腹腔镜子宫肌瘤切除术？

下列情况可考虑行腹腔镜子宫肌瘤切除术：

（1）术者有腹腔镜下缝合等操作技巧。

（2）单发或多发性子宫浆膜下肌瘤、肌壁间肌瘤，肌瘤最大直径≤10cm，带蒂肌瘤最为适宜。

（3）单发或多发性子宫肌壁间肌瘤，肌瘤直径≥4cm，但≤10cm。

（4）多发性肌壁间肌瘤者肌瘤数量最好≤3个；浆膜下肌瘤可不受肌瘤大小和数目限制。

哪些类型的子宫肌瘤不适合腹腔镜下切除？

腹腔镜下肌瘤剥除术，因为在镜下操作的难度远远大于开腹和阴式手术，属腹腔镜手术中难度较大的手术。腹腔镜下子宫肌瘤切除术的最大优点是保持机体内环境的稳定，对腹腔干扰少，有时虽然手术时间长，但术后恢复快，主要表现在术后发热少，肠功能恢复快，能在术后6小时进食并下床活动，减少住院时间，对于年轻妇女来说，腹部伤口小，能保持腹部美观。主要适用于浆膜下和肌壁间的单个子宫肌瘤，如果肌瘤过大、过多，腹腔镜手术还是存在一定困难，术中往往出血也多。

一般认为，有下列情况者不宜进行腹腔镜下肌瘤切除：

（1）直径<3cm的子宫肌壁间肌瘤，尤其是子宫肌壁间多发性“碎石样”小肌瘤，术中探查时难以发现肌瘤位置，容易遗漏。

（2）多发性子宫肌瘤，尤其壁间肌瘤数量超过3个。

（3）瘤体或子宫体积过大，影响手术野暴露，一般认为单个瘤体直径超过10cm，或子宫体积超过妊娠16周大。

（4）肿瘤生长部位特殊，如子宫颈部、阔韧带内，近输尿管、膀胱或子宫血管处，而术者技术又不够熟练。

子宫肌瘤切除术对生育有影响吗？

大多数学者认为子宫肌瘤切除术能很好地改善不孕患者的妊娠结局。子宫肌瘤因可以堵塞输卵管口，也可以改变输卵管的功能和蠕动性，影响配子通过从而导致不孕；此外，子宫形状改变，影响配子植入。切除子宫肌瘤后，可恢复子宫的正常解剖及输卵管的功能，提高受孕率。

有资料显示子宫肌瘤切除术后的妊娠率为29.8%。外国学者提出：子宫肌瘤的患者如出现≥1次中期妊娠自然流产或≥2次早期妊娠自然流产，应考虑行子宫肌瘤切除术，可明显改善妊娠结局。

子宫肌瘤切除术后受孕机会与患者年龄、术前子宫有无其他病变、输卵管有无病变以及术后有无感染和粘连等有着十分密切的关系。对于希望生育的子宫肌瘤患者，如果肌瘤较大，手术创面累及了子宫内膜也可能影响患者的生育能力，医生无法保证在子宫肌瘤手术后患者就能够正常生育。

子宫肌瘤切除术术后是否会复发？

子宫肌瘤是一种性激素依赖性肿瘤，肌瘤组织中雌激素受体和雌二醇含量较正常子宫肌组织高。对于雌、孕激素水平正常的年轻患者，子宫肌瘤切除术后有一定的复发危险，尤其对于足月妊娠妇女，由于长期高水平孕激素作用，可促进子宫肌瘤的复发和增长。

有报道子宫肌瘤切除术后的复发率为20%~30%，分析其复发的原因可能是：①术时较小的子宫肌瘤被漏掉，术后在卵巢性激素作用下逐渐长大；②患者存在肌瘤致病因素，若干年后发生新的肌瘤。

有研究发现肌瘤复发时间：发生在术后>3年者占80%，>5年者占43.3%，平均复发时间为术后5.4年。

复发的危险因素：术前B超或术中发现肌瘤个数越多，复发的危险性越大；随访时间越长，复发率越高；子宫肌瘤伴红色变性者复发率高。

而手术时患者年龄、术前有无症状、术前及术后妊娠分娩史、有无子宫肌瘤家族史、最大肌瘤部位和直径，是否伴有其他变性等临床特征均与肌瘤复发无明显相关。

子宫肌瘤切除术后应何时怀孕？

腹腔镜下子宫肌瘤切除术后妊娠应谨慎对待，浆膜下肌瘤对子宫肌层的影响不大，根据情况术后不避孕或避孕半年即可妊娠；而肌壁间肌瘤术后妊娠属高危妊娠，影响到子宫肌层者（特别是术前肌瘤压迫宫腔者）应延长至术后1年后方可考虑妊娠，妊娠期要严密监测。而如果子宫肌瘤切除术中穿透子宫内膜进入子宫腔，需在手术2年后再考虑怀孕。

切除术后子宫壁的切口在短期内尚未完全愈合，过早的怀孕，由于胎儿的发育使子宫不断增大，子宫壁变薄，尤其是手术切口处是结缔组织，缺乏弹力，新鲜的瘢痕在妊娠末期或分娩过程中很容易胀破，而造成腹腔大出血甚至威胁生命。因此，对于子宫肌瘤切除术中穿透子宫内膜进入子宫腔者，再次妊娠最好是在手术两年以后较为安全。

瘢痕子宫的孕妇在孕期应注意什么？

瘢痕子宫的孕妇属于高危妊娠，妊娠期要严密监测。

（1）妊娠晚期要防止腹部受挤压。为预防发生瘢痕处裂开，必须注意保护，不能受到挤压。妊娠晚期在日常生活中，乘车、走路等要避开人群的拥挤，家务劳动要适当，睡眠应侧卧，性生活应有节制，避免腹部受到撞压。

（2）发生腹痛应及早就医。瘢痕子宫到妊娠晚期有的会出现自发性破裂，腹痛是主要表现。由于子宫瘢痕愈合不良随妊娠月份的增加，宫内压力增大，虽无任何诱因，子宫也可从其瘢痕处胀发而破裂。子宫破裂时可出现轻重不等的腹痛，有时腹痛虽轻但子宫已破裂，必须提高警惕。

（3）注意胎动情况。胎动是胎儿在子宫内发出不规律的活动，胎动的快慢是胎儿在宫内安危的早期表现之一。一般于妊娠期每小时要有3~5次或一天（12小时）至少要有10次以上的胎动。带有伤痕的子宫如果有轻微的破裂及胎盘的异常，均将导致胎儿死亡。这时胎心音消失。胎儿死亡前的24~48小时，先有胎动减慢或消失。因此注意胎动变化可提前发现胎儿的异常情况，以便及时采取措施。

（4）宜在预产期前住院等待分娩：瘢痕性子宫越接近产期，破裂的危险越大。为预防发生子宫破裂或胎儿死亡，应在预产期前住院待产，以便发现问题及时处理，并且根据前次子宫肌瘤切除术时的情况进行综合评估，选择安全有效的分娩方式。

（5）再次分娩应根据子宫肌瘤切除术中情况而定，浆膜下肌瘤切除对子宫影响小，可以在严密监护下阴道试产；而如果子宫肌瘤切除术中穿透子宫内膜进入子宫腔，则行剖宫产术为宜。

妊娠期子宫肌瘤变性的处理方法有哪些？

妊娠期间由于子宫血供丰富，肌瘤组织充血、水肿、肌细胞肥大，表现为子宫迅速长大，尤其妊娠前4个月更为明显；而分娩后，多数肌瘤可以缩小。但是，部分患者可因妊娠、分娩及产后，肌瘤周围环境的改变，血流发生障碍，引起一些不良变化，如透明性变、囊性变及红色退变等。

其中红色退变较为常见，最具有临床意义。红色退变多发生于直径大于6cm的肌瘤，在妊娠中、晚期常见。一般认为红色退变是因肌瘤迅速长大，肌肉内的血循环受阻，引起肌瘤充血、水肿，进而缺血、梗死，引起血栓形成及溶血等变化。患者可出现发热、腹痛、呕吐、局部压痛及白细胞增多等症状或体征。

此外，有蒂的浆膜下肌瘤可出现慢性或急性蒂扭转，从而导致肌瘤发生坏死、感染、化脓，形成急腹症。黏膜下肌瘤可因手术或胎头压迫造成创伤，也可随胎儿、胎盘脱出宫腔后发生感染。若肌瘤出现红色变性，无论在妊娠期或产褥期，采用姑息治疗（主要包括预防感染，抑制宫缩保胎，对症处理），不做手术，几乎都能缓解。若浆膜下肌瘤出现扭转，经保守治疗无效，可手术干预。若肌瘤嵌顿于盆腔，影响妊娠继续进行，或肌瘤压迫邻近器官，出现严重症状，都应手术治疗，手术一般要求医生手术技巧熟练，操作轻巧，术后注意保胎。

什么是次全子宫切除术？

次全子宫切除术指在子宫峡部水平以上将子宫体部切除，保留子宫颈的手术方法。

次全子宫切除术的适应证及禁忌证是什么？

次全子宫切除术目前在临床上实施的并不十分多见。次全子宫切除术适用于一般情况危急需要争取时间抢救者；有严重的内科合并症不能耐受时间较长的全子宫切除术者；盆腔粘连严重切除宫颈困难者；较年轻妇女（40岁以下）自愿保留宫颈者。

次全子宫切除术的禁忌证包括生长于宫颈部位的肌瘤、宫颈癌、宫颈癌前病变及附件恶性病变者，或者无条件定期复查者。

次全手术切除术的手术方式有哪几类？

次全子宫切除手术可以通过开腹、经阴道、腹腔镜等方式完成。一般采取开腹和腹腔镜手术。

经阴道进行次全子宫切除手术难度较大，要求操作医生有丰富的手术经验，患者需有自然分娩史，阴道较松弛，子宫肌瘤相对较小，并且子宫活动度好，与周围组织没有明显的粘连。

次全子宫切除术的优缺点有哪些？

次全子宫切除手术的优点有操作简单，手术时间短，手术损伤及并发症少等，由于该项手术不切断子宫的主韧带和骶韧带，对盆底支持结构损伤较小，保留宫颈和阴道的完整对患者的精神心理健康更为有利。

缺点主要为保留的子宫颈术后有发生宫颈残端癌、宫颈肌瘤及各种急慢性炎症的可能，并且再次手术的难度非常大。患者需定期做妇科检查。

次全子宫切除术后该如何随访？

次全子宫切除术后患者需定期做妇科检查（至少一年一次），检查时除需注意观察宫颈外观、大小以外，还需做宫颈细胞学检查，另外需通过内诊触知宫颈硬度。对于临床症状可疑而宫颈细胞学阴性的患者，必要时还应在阴道镜指示下做宫颈活检以进一步确诊。

次全子宫切除术术后的阴道出血正常吗？

次全子宫切除术后2个月内由于宫颈伤口的愈合过程需要一定的时间，伴随着可吸收性缝线的溶解吸收，可能会出现少量的、呈暗红色的阴道出血，这是正常现象。随着宫颈伤口的愈合，阴道出血会自行停止。如果阴道出血超过正常的月经量，颜色鲜红，可能是残端伤口愈合不良、感染造成的，需及时就医。

如在手术后较长时间以后出现每月周期性的少量阴道出血，这可能是由于手术中切除宫体时选择位置较高，造成少量子宫内膜残留，发生周期性出血的缘故，对健康并没有妨碍。

另外由于次全子宫切除手术保留了患者的宫颈，如果术后出现不规则的阴道流血，尤其是性生活后出现的接触性阴道出血，需警惕宫颈残端癌的可能，应尽快就诊。

什么是筋膜内子宫切除术？

筋膜内子宫切除术是只保留宫颈的筋膜层，切除宫颈肌层和黏膜层的手术。近年来，随着人们对生活质量要求的提高，因良性病变切除子宫而要求保留宫颈的患者逐渐增多，但保留宫颈日后有发生残端癌的危险性。

筋膜内子宫切除即切除子宫颈管及移行带，消除了发生残端癌的危险，又保留了主、骶韧带及部分宫颈组织，保持了盆底、阴道的完整性，防止阴道及脏器脱垂，有利于保持直肠、膀胱的正常功能，不影响今后性生活质量，对内分泌的影响较小。

不适宜采用筋膜内子宫切除术的患者为宫颈重度糜烂，宫颈中、重度不典型增生或疑有恶性病变，不宜保留宫颈者。

什么是全子宫切除术？

全子宫切除术指将子宫体及子宫颈全部切除的手术方式，是目前运用最广泛的常规子宫切除术式。子宫切除是根治子宫肌瘤的方法，然而由于子宫特殊的生理作用及解剖关系，子宫切除对患者的性生活、卵巢功能和排尿功能等有影响。因此，对子宫切除设计了不同的途径和术式。

全子宫切除术的优缺点是什么？

全子宫切除术的优点就是切除了有可能发生宫颈病变甚至癌变的子宫颈组织，避免了次全子宫切除术后残端宫颈癌的发生，同时也避免了治疗残端宫颈癌所面临的棘手问题。

全子宫切除术的缺点是由于切除宫颈，从而导致没有宫颈黏液分泌及润滑，破坏了阴道解剖的完整性，导致阴道缩短，卵巢分泌雌激素减少，会在术后出现阴道干涩、性生活疼痛，从而可能导致性生活质量下降。子宫全切除术时，由于泌尿系统与子宫颈的解剖关系，使得在行全子宫切除术时，膀胱及输尿管损伤的发生率远大于次全子宫切除。同时，子宫切除还可使营养膀胱的血管和支配膀胱的神经损伤，同时造成膀胱解剖位置和张力改变，可能使膀胱功能下降。此外全子宫切除破坏了盆底结构的完整性，韧带和子宫骶骨韧带切断可明显增加阴道穹窿脱垂的发生率。

全子宫切除术的手术指征有哪些？

全子宫切除手术不仅可以用于治疗子宫肌瘤，还适用于治疗许多其他疾病。手术指征包括以下内容。

（1）来源于子宫的良性疾病或症状，如药物治疗无效的功能失调性子宫出血、子宫肌瘤、子宫腺肌症、严重的子宫脱垂、阴道松弛等。

（2）输卵管卵巢的非肿瘤性疾病，但子宫本身并没有疾病，如盆腔炎性疾病、子宫内膜异位症等。

（3）恶性肿瘤，如宫颈癌、子宫内膜癌、子宫肉瘤、卵巢及输卵管肿瘤，滋养细胞疾病化疗效果差或发生难以控制的大出血时，以及其他邻近盆腔脏器发生恶性肿瘤时也可能同时切除子宫。

（4）其他如宫颈疾病、慢性盆腔疼痛、盆腔淤血综合征等，但很少见。

什么是全子宫切除术的禁忌证？

全子宫切除术的禁忌证包括：

（1）患者合并严重内外科疾病，全身情况较差不能耐受手术。

（2）患有内外科疾病未经治疗，病情未达到控制影响手术。

（3）内外生殖器炎症急性期、亚急性期。

（4）一般不在月经期手术，除非急诊情况，因为经期凝血功能可能下降，另外经期进行手术可能较易发生感染等。

（5）手术前体温 >37.5℃。不明原因的发热需先明确发热原因，并加以治疗，待体温正常后再进行手术。

（6）阴道不规则出血，术前宫颈细胞学检查异常的患者，根据病情需先行诊刮手术或阴道镜检查等排除恶性疾病，以免造成手术范围不够影响治疗。

（7）盆腔粘连严重估计无法手术者。

全子宫切除术的手术方式有哪几类？

全子宫切除手术可以通过开腹手术、腹腔镜手术，经阴道手术来完成。

开腹全子宫切除手术作为一种传统的手术方法，目前仍是运用最广泛的常规子宫切除的手术方式。对于子宫肌瘤较大，生长部位特殊（如宫颈肌瘤、子宫峡部肌瘤等），盆腔粘连比较严重，手术比较困难的患者，开腹手术是相对比较安全的手术方法。

腹腔镜下全子宫切除术和经阴道全子宫切除术属于微创手术，对于子宫肌瘤比较小，没有明显盆腔粘连的患者可以采用这两种手术方法，另外经阴道的手术还要求患者以往有阴道分娩的经历，阴道比较松弛，便于手术操作。经阴道的手术对于合并有卵巢肿瘤的患者有一定的局限性，可能手术会比较困难。所以应该针对患者病情的特点为每位患者制定个性化的治疗方案，选择合适的手术方法。

不同全子宫切除术的特点是怎样的？

通常利用女性生殖道特有的解剖结构及天然腔道，选择不同的手术入径和方式施行手术。子宫切除术根据不同的手术入径，有剖腹手术、阴式手术、腹腔镜手术3种。根据是否保留宫颈，分为全子宫切除术和子宫次全切除术。

近年子宫切除术式又衍生出筋膜内子宫切除、保留血管的子宫切除，保留子宫内膜的子宫大部分切除等术式。这些术式均是对子宫全切除术及次全子宫切除术的改良，以达到保留女性阴道的完整性及卵巢血供，保留卵巢功能及性功能的目的。

不同子宫切除手术入径的特点：

1.腹式子宫切除术（TAH）

此术式是经典的子宫切除方法，经腹壁切开腹腔，可随意扩大切口以满足术野的暴露，直视下手术操作精巧、细致，同时可处理并存的盆腔及附件病变。腹式子宫切除术最大的缺点是腹壁切口大，创伤大，康复慢。

2.阴式子宫切除术（TVH）

此术式具有创伤小，康复快，体表不留瘢痕且手术费用低等优点。但是，经阴道手术切口不能无限扩大，术野暴露有限，视野较差，不能处理所有盆腔病变是其缺点。阴式子宫切除术的适应证有一定的局限性。

3.腹腔镜子宫切除术（LH）

腹腔镜子宫切除术既具有腹式手术的特点，对盆腔解剖结构清晰可见，又没有开腹手术致腹壁的创伤。因此，腹腔镜子宫切除术因具有微创手术的特点而有明显的优势，包括切口小，住院时间短、术后疼痛轻、术后并发症发生率较低，术后需镇痛的概率较小，可更快地恢复正常工作。

如何选择妇科微创手术？

古希腊医学家曾指出：“医学干预首先必须尽可能的无创伤，否则，治疗效果可以比疾病的自然病程更坏。”可见，在治疗疾病过程中的“微创”是自古以来我们要遵循的医疗原则，也是每一位手术医生必须遵循的行为准则。微创的概念是：在进行医学干预过程中，保持机体最佳的内环境稳定状态或将干扰患者内环境稳定的因素降至最低。以最小的组织器官损伤、最轻的炎症反应、最理想的瘢痕愈合达到最好的治疗效果，即微创应体现在对患者进行诊治的每一个环节中。

腹腔镜手术由于切口小、手术时视野清晰、住院时间短、术后恢复更快的特点，已广泛被临床医生和患者所接受。同样阴式子宫肌瘤切除术充分利用了女性阴道这一天然通道，也是一种微创手术。

医生在选择手术途径时，应考虑到术式本身的优缺点，还要结合自身的技术、设备条件、患者病变的特点和意愿及卫生经济学等问题综合考虑。腹腔镜手术和阴式手术均具有微创的特点，都要比开腹手术康复快，术后康复情况在腹腔镜手术与阴式手术之间没有差别。尽管如此，腹腔镜手术仍具有阴式手术无法比拟的优势，主要是清楚了解盆腔情况，手术视野清晰，可同时处理并存于盆腔的病变。对于复杂病例，选择腹腔镜手术要比阴式手术安全。因此对于复杂病例，选择腹腔镜手术要比阴式手术安全。

阴式、腹腔镜手术各有优点和局限性，各有其适应证和禁忌证，不能简单地认为某一种途径比其他途径优越，而应从手术的有效性、安全性等方面综合考虑。

全子宫切除术后该如何随访？

全子宫切除手术后2~3个月应复查一次，主要检查腹部伤口及阴道伤口愈合情况，有的患者阴道伤口会出现息肉状的肉芽增生组织，需予以去除。对于保留了双侧附件的患者需每年复查一次，必要时可以进行盆腔B超检查。对于因宫颈癌或癌前病变行全子宫切除手术的患者还需要定期进行阴道残端细胞学检查。

全子宫切除术对卵巢功能有影响吗？

这几乎是每个进行子宫切除的患者都非常关心的问题。针对这个问题许多学者都进行了深入的研究。从解剖上来说，卵巢的血液供应来源于子宫动脉和卵巢动脉。全子宫切除术时切断了子宫动脉，所以卵巢的一部分血液供应会受到影响。不过，许多研究表明，对于绝经前的女性，在行全子宫切除手术时保留的正常卵巢，还是会发生周期性变化，一直持续到自然绝经的年龄。女性激素水平在全子宫切除术后可以没有很明显的变化，只有一小部分女性手术后雌、孕激素水平呈现轻度降低状态。处于围绝经期的女性，本来就会出现如潮热、易出汗、情绪波动等主诉，这部分女性会在子宫切除后相关主诉更明显，但并不是所有切除子宫的患者都是如此的，对于这方面的研究还在继续。

行全子宫切除术是否需要同时行附件切除？

这是每个进行子宫切除的患者都非常关心的问题。医学界内对于这个问题也有不同的看法。这取决于患者的年龄及具体疾病情况。附件包括输卵管和卵巢。对于绝经前的妇女，卵巢通过分泌激素对全身的代谢过程起到积极的作用。过早绝经会导致骨质疏松、冠状动脉疾病、脑血管意外以及糖尿病等疾病的发生率增加。所以在全子宫切除术时，对于正常的卵巢是进行保留的，但是一般建议进行双侧输卵管的切除，以减少术后局部炎性包块的形成和输卵管的病变。

对于绝经期及绝经后的妇女，卵巢分泌激素的功能停止，保留正常卵巢也不能正常的发挥功能，另外保留卵巢的主要风险是可能发生卵巢癌，但这种情况比较少见，发生率大约为0.1%，所以对于绝经后的妇女在征求患者同意后，可以在切除子宫的同时切除双侧卵巢和输卵管。最重要的是手术前医生与患者要进行充分的，坦诚的沟通，让患者了解保留卵巢的好处和坏处，取得患者的理解，在这样的前提下才可以获得适宜的手术方案。

全子宫切除术后何时可以有性生活？

由于全子宫切除术后阴道伤口的愈合需要一个过程，手术3个月以后有性生活是比较安全的。如果阴道伤口愈合欠佳，何时可以有性生活需咨询专业医生。

如何进行全子宫切除术后盆底功能训练？

子宫的主韧带、骶韧带是盆底支持结构的组成部分，进行全子宫切除术时不可避免地要将主韧带、骶韧带切断。但盆底支持结构不仅由这些韧带组成，还包括有许多强有力的肌肉群和肌腱。术后通过盆底功能训练能增加盆底肌肉群的力量，加强盆底支持结构。

盆底功能训练包括：①物理疗法，通过电刺激引起肌肉被动收缩，达到锻炼盆底肌肉的目的。目前很多医院都拥有进行物理疗法的机械设备，可以为需要的患者提供服务。②提肛肌锻炼，即收缩肛门运动。提肛肌是盆底支持结构中最强有力、最重要的一对肌肉，起着非常重要的作用。用力使盆底肌肉收缩后放松，每次10~15分钟，每天2~3次。锻炼方法很简单，患者随时都可以锻炼，但需持之以恒才能收到明显的效果。

全子宫切除术对性功能有影响吗？

子宫作为一个生殖器官，对性意义上的女性特征十分重要。对于子宫切除术后性功能是否会受到影响医学界进行了许多研究调查。

一部分研究结果显示，子宫切除会影响患者术后性功能。影响患者术后性生活质量的主要因素为性欲低下、性交痛、阴道干涩、焦虑等。从生理学角度来看，由于全子宫切除同时切除了宫颈，可能对盆腔自主神经有一定损伤，手术以后阴道穹窿形成瘢痕，阴道长度可能还会缩短，有时可能导致性交痛。另外心理因素所起的作用也是非常重要的。

另一些研究表明，与术前相比，患者的性交痛比例明显下降，这可能是由于去除了原发疾病的缘故。此外患者的性欲也未发生显著变化。但在性高潮方面一部分患者可能出现功能失调，全子宫切除术后的比例要显著高于次全子宫切除。但是也有一些调查并没有发现在子宫切除术后有性高潮的总体下降。

因此对于子宫切除手术以后的患者进行充分的宣传教育，解除她们心理上的顾虑和误区是非常重要的。另外丈夫和性伴侣的支持也是非常重要的，可以邀请他们一起参加座谈咨询，对恢复手术后患者在性生活方面的信心极为重要。

宫腔镜如何应用于子宫肌瘤手术中？

宫腔镜在子宫肌瘤的治疗中的运用也非常常见。主要用于位于宫腔内或向宫腔突出的子宫肌瘤的诊断及治疗。黏膜下带蒂的子宫肌瘤可以在宫腔镜下进行切除，达到治愈的效果，如果黏膜下肌瘤较大，影响术野时可能手术比较困难。但当肌瘤位于较深的子宫肌层，并向黏膜下突出时，在宫腔镜下完全切除肌瘤可能无法完成，但是在大部分患者可以达到切除部分肌瘤使不规则宫腔呈基本正常宫腔轮廓水平。有时这样的手术需要在腹腔镜监护下完成，以防造成子宫穿孔。另外在保留子宫行肌瘤剥出术的患者中，宫腔镜还可在术前对子宫内膜进行检查和活检，排除内膜病变。

哪些子宫肌瘤适合宫腔镜下手术？

子宫肌瘤依据其生长部位大致分为3型：黏膜下肌瘤、肌壁间肌瘤和浆膜下肌瘤。影响宫腔形态的肌瘤主要是黏膜下肌瘤和肌壁间内凸肌瘤。

根据荷兰国际宫腔镜中心的分类标准，子宫黏膜下肌瘤又分为3种类型：0型肌瘤，有蒂黏膜下肌瘤，未向肌层扩展；Ⅰ型肌瘤，无蒂黏膜下肌瘤，向肌层扩展<50%；Ⅱ型肌瘤，无蒂黏膜下肌瘤，向肌层扩展>50%。

1.宫腔镜子宫肌瘤手术指征

（1）0型黏膜下肌瘤。

（2）Ⅰ~Ⅱ型黏膜下肌瘤，肌瘤直径≤5.0cm。

（3）内突壁间肌瘤，肌瘤表面覆盖的肌层≤0.5cm。

（4）脱入阴道的各类子宫或宫颈黏膜下肌瘤。

（5）宫腔长度≤12cm。

（6）子宫体积<8~10周妊娠。

（7）排除肌瘤恶变。

2.禁忌证

（1）生殖道感染急性期。

（2）严重宫颈瘢痕，不能充分扩张。

（3）严重内科疾病如心、肝、肾功能衰竭的急性期不能耐受手术者。

宫腔镜下子宫肌瘤手术前应该注意什么？

宫腔镜子宫肌瘤切除术前应全面了解肌瘤的部位、形状、数量及其对子宫腔影响的程度。宫腔镜直视观察肌瘤上述特征，同时全面评估子宫腔形态及子宫内膜情况，联合B超检查，借助宫腔镜灌流介质与充盈膀胱形成的双向透声，能清楚显示各类肌瘤的部位、大小、向宫腔内凸比例和肌瘤的数量等。对肌瘤进行分型、定位和大小测量，为宫腔镜子宫肌瘤剔除术的可行性提供参考指标。对体积较大的无蒂或壁间内突肌瘤需进行预处理缩小肌瘤体积及减少瘤体血供，进而减少手术难度，降低手术并发症的发生率，提高手术成功率。

目前常用于子宫肌瘤宫腔镜术前预处理的药物包括以下几种。

（1）促性腺激素释放激素激动剂（GnRH-a）：GnRH-a下调垂体功能，达到药物去势。有报道，GnRH-a治疗3个月，可使肌瘤平均体积缩小49%，子宫平均体积缩小46%。

（2）米非司酮：为抗孕激素药物，文献报道，使用米非司酮3个月能使肌瘤体积缩小42.6%。

（3）三烯高诺酮：是合成的192去甲睾酮的衍生物，具有较强的孕激素、抗雌激素、中度抗促性腺激素及轻度雄激素作用，可使肌瘤和子宫体积缩小。

宫腔镜下子宫肌瘤手术是如何进行的？

宫腔镜子宫肌瘤剔除术宜在月经周期的前半期实施。此时，子宫内膜相对菲薄，术中出血少，便于观察。肌瘤未脱出宫颈管者，手术前晚插宫颈扩张棒或海藻杆，也可在放置米索前列醇于后穹窿处软化宫颈组织，使宫颈充分扩张便于手术进行。

手术时应避免损伤周围内膜及肌层，可用电极凝固瘤蒂部创面止血；如肌瘤基底较宽，切除肌壁内部分时必须识别肌瘤包膜与子宫肌壁的分界，切割的深度达子宫肌壁水平时，应注意剩余瘤体是否随着子宫收缩继续突向宫腔，术中切忌通过作用电极向子宫肌壁间“掏挖”切割肌瘤。少量残留在肌层内的肌瘤组织日后可坏死消融吸收，不能吸收消失的肌瘤如若再次突向宫腔，可进行再次、甚至多次宫腔镜子宫肌瘤剔除术。内突壁间肌瘤瘤体表面被覆子宫肌壁组织，手术中应划开肌瘤表面的被覆内膜，向突向子宫腔内的肌瘤进行切割。如若切开肌瘤表面被覆内膜后肌瘤不向子宫腔内突入，应停止手术操作，选用药物治疗或其他方法切除肌瘤组织。对于多发黏膜下肌瘤，尽可能一次性地多切除肌瘤，如术中子宫内膜破坏过多，可酌情放置宫内节育器预防宫腔粘连，术后2~3个月取出。

宫腔镜子宫肌瘤切除术应在B超或腹腔镜监护下实施。通过超声监护能提示宫腔镜切割电极作用的方向和深度，并能及时发现子宫穿孔。术中是否需要腹腔镜监护，应视具体情况而定。较大的黏膜下肌瘤，易造成子宫腔扭曲变形，术者对手术的安全性没有把握时，在腹腔镜监护下实施手术则更为安全，腹腔镜监护能及时发现完全和不全子宫穿孔，并可同时进行穿孔修补及其他相应处理。

特别强调，宫腔镜子宫肌瘤切除术要结合术者的技术水平、临床经验和患者具体情况决定。

宫腔镜下子宫肌瘤手术有哪些优缺点？

对于患有子宫黏膜下肌瘤的患者可以选择宫腔镜下子宫肌瘤剔除术。与传统的开腹手术相比较，宫腔镜手术的最大优势在于腹壁和子宫无切口、患者出血少、康复快、避免了术后子宫瘢痕、宫腔粘连、扭曲变形等弊端。

宫腔镜下子宫肌瘤剔除术不破坏子宫正常解剖，对于育龄妇女，宫腔镜下子宫肌瘤剔除术可以治愈由于肌瘤所致的异常子宫出血，可恢复患者的生育功能和改善生殖预后；对于绝经期妇女，宫腔镜下子宫肌瘤剔除术能替代子宫切除，避免较大的手术创伤，也是绝经期患者宫腔内良性占位病变安全有效的手术选择。

宫腔镜下子宫肌瘤切除术的缺点是手术空间小，肌瘤切除易出血，常导致视野不清，加上子宫腔特殊的解剖结构，有发生子宫穿孔的可能。因此，手术前应全面评估手术的可行性，选择合适的病例，做好术前预处理及术中监护是保证手术成功的重要措施。另外宫颈撕裂、出血和水中毒是宫腔镜手术后的常见并发症。

子宫肌瘤患者如何复查？

子宫肌瘤患者无论手术与否都应该定期复查。对于子宫肌瘤比较小，没有明显的临床症状的，尚不需手术的患者，需每3~6个月复查一次，复查内容包括月经量，月经时间，月经周期是否有变化，是否出现痛经症状，是否出现了以前没有的尿频尿急等盆腔压迫症状，还需要进行妇科检查了解整个子宫的大小、形状、质地、活动度，是否有压痛等。另外需要进行盆腔B超检查，了解子宫肌瘤的具体大小、数目、位置等。

对于保留子宫行肌瘤剥出的患者，因为子宫肌瘤存在一定的复发性，需每6~12个月复查一次，可行B超检查了解有无肌瘤复发情况。

对于行子宫切除的患者，如果手术中保留了正常的卵巢，需每年复查一次，了解双侧卵巢大小，有无出现附件或卵巢肿块，复查内容包括全面的妇科盆腔检查、B超检查等。

预防保健篇

- 如何预防子宫肌瘤？
- 子宫肌瘤患者的避孕措施有哪些？
- 子宫肌瘤患者是否能放环避孕？
- 子宫肌瘤患者何时需要取环？
- 子宫肌瘤患者能否服用避孕药物？
- ……

如何预防子宫肌瘤?

加强卫生宣传教育工作，普及生理卫生知识，对早发现、早诊断、早治疗有极其重要的现实意义。定期开展妇科检查，每年至少一次，普查对象主要是生育年龄的妇女，对有症状的老年妇女及青少年女性也要检查。

对于长期存在的月经过多、白带增多等现象即使自己摸不到下腹包块，也不能轻易放过，应及时到医院检查。

保持健康的心理状态，劳逸结合，注意经期及性生活卫生，在妇科方面发现一些异常情况就要及时就医。

子宫肌瘤患者的避孕措施有哪些?

患有子宫肌瘤的女性，在避孕措施的选择上有一定局限性，常见的口服短效避孕药和常用的宫内节育环选择都受限制。子宫肌瘤患者如果发生了意外怀孕，处理非常棘手，较大的子宫肌瘤合并妊娠甚至需要住院才能终止妊娠，手术难度大，手术后子宫肌瘤容易发生引起下腹剧痛的红色变性。所以，子宫肌瘤患者需要选择合适有效的避孕措施，这也是提高生活质量的一个重要措施。

子宫肌瘤患者到底用什么方法避孕好呢？提供以下几种避孕措施以供选择。其中，最可靠有效和最易接受的方法为工具避孕。

（1）工具避孕　包括男性使用安全套和女性使用阴道隔膜等。安全套是一种用来套住阴茎的无孔弹性膜，能防止精子进入女性生殖道内。而阴道隔膜是一种圆顶形的膜，能够套住子宫颈，起防止精子进入子宫颈的作用。如果能够正确使用安全套避孕，一年内意外怀孕率仅为3%，而且还能阻止性传播疾病的发生。因此，这是子宫肌瘤患者比较适合的避孕方法。

（2）阴道杀精剂　阴道杀精剂是性交前置入女性阴道，具有杀死精子作用的一类化学避孕制剂。目前常用的是避孕栓、避孕药膜等。壬苯醇醚为其中主药。性交前5~10分钟将阴道杀精剂置入阴道深处，待其溶解后就能发挥其效用。正确使用的避孕有效率可达95%以上。但事实上，阴道杀精剂的避孕有效率低于预期值，这和不能正确使用药物有关。

采用安全套避孕，如果配合阴道杀精剂避孕效果更好，特别是女性围绝经阴道开始出现干涩者。只要使用方法正确，夫妻相互配合，并坚持使用，这两种结合起来的避孕方法是安全可靠、有效可行的。

（3）安全期避孕　一般来说，一次月经周期中，女性只排一个卵子。在围排卵期有受孕的可能，其余时间受孕机会小，所以把受孕机会小的这一时期为“安全期”。安全期避孕的方法虽然没有副作用，但安全期的推算，在少数月经周期规则的女性较容易，而对大多数月经周期不那么规则的人按照这种方法避孕，容易发生意外怀孕。有统计表明，使用此法一年内意外怀孕率高达20%。子宫肌瘤患者本来就存在月经周期异常，因此使用安全期避孕，绝对不安全。

（4）体外射精　有人认为，性生活时只要不在女方阴道内射精，就不会怀孕。于是男方往往试图在性高潮时中止性交，将精液射在女方体外。这种方法不仅难以办到，且对性心理健康也不利，尤其糟糕的是，一般男子在兴奋时流出的分泌物中，已含有少量的精子，而受孕只需要一个精子就够了。据统计，这种方法一年内意外的怀孕率也有20%。对有子宫肌瘤的女性更不合适使用这个方法避孕。

（5）手术避孕　如果不再要求生育，且孩子年龄较大的子宫肌瘤患者，可以采取结扎输卵管的方法作为永久性的避孕。当然，采取男方结扎输精管的方法也一样是永久避孕的方法。这个方法的缺点就是需要动个小手术，而且恢复生育力不易，故需经过夫妻双方的慎重考虑后才能共同决定。

（6）紧急避孕　对于患有子宫肌瘤的女性，如果避孕失败，可在发生性生活的5天内口服米非司酮片10mg或25mg一次作为紧急避孕措施。紧急避孕只对这一次无保护性生活有效。紧急避孕药物对多次无保护的性生活无效。所以，紧急避孕药物不能作为常规避孕的方法。

（7）免疫避孕法　可惜这项方法目前还处于试验和研究阶段，少数临床应用的免疫疫苗还需要经过时间的检验来证明其有效性。

子宫肌瘤患者是否能放环避孕？

对于患有子宫肌瘤的女性来说，一般不适宜放置宫内节育器避孕。子宫肌瘤主要分为3种类型：黏膜下肌瘤、肌壁间肌瘤和浆膜下肌瘤。黏膜下肌瘤和肌壁间肌瘤部分突向腔内，这两种类型的肌瘤都会导致子宫腔增大，子宫腔形态发生变化。置入的宫内节育器很容易发生移位而失效。特别是患有子宫黏膜下肌瘤的女性，置入的宫内节育器以后会在局部刺激子宫黏膜下肌瘤加速增大，导致肌瘤引起阴道出血不止，更容易诱发感染。

如果是单纯的浆膜下肌瘤，没有临床症状、不影响月经（例如月经量过多、月经期延长等），超声检查子宫腔内无改变，子宫无明显增大，放置宫内节育器避孕也不是绝对禁忌。但放置后应该按照医生的要求严格定期随访及复查。

子宫肌瘤患者何时需要取环？

对于已经放置宫内节育器避孕的子宫肌瘤患者，如果没有月经量过多、月经淋漓不尽等症状，超声检查子宫腔形态无改变，子宫无明显增大，肌瘤未突向腔内，可以暂时不取环，但要加强随访。但是，一旦发生以下这些情况，必须取出宫内节育器，否则会延误疾病的治疗。

（1）有不规则阴道流血。阴道出血可以由多种原因引起，子宫肌瘤、子宫内膜病变或者节育环本身均可引发阴道不规则出血。在取环的同时可行子宫内膜的诊断性刮宫术，用于及时排除子宫内膜病变。

（2）随访检查中如出现节育环变形或位置下移，节育器已经没有避孕作用，需要及时取出。

（3）超声提示子宫增大明显，有黏膜下子宫肌瘤。或子宫内有不明性质的占位图像。节育环也需要及时取出。

子宫肌瘤患者能否服用避孕药物？

现代口服避孕药有以下三大类。

（1）含雌激素、孕激素的复合避孕药，即短效口服避孕药，这类药物在药店和医院里均可以购买到，如去氧孕烯炔雌醇片（妈富隆、美欣乐）、炔雌醇环丙孕酮片（达英35美洁多）、屈螺炔酮炔雌醇片（优思明、优思悦）等。

（2）仅含孕激素的避孕药，如Cerazette，这类药可以作为哺乳期妇女避孕的首选，新妈妈服用这类药避孕，不会影响乳汁的分泌。

（3）含孕激素拮抗剂的紧急避孕药，如米非司酮片。如果在月经周期前半期用，则延迟排卵；如果在黄体期使用，则改变黄体功能，使妊娠不能发生。具有抗排卵、抗着床、扩张和软化宫颈的作用，从而达到终止早孕、诱导月经及促进宫颈成熟等作用。

现代口服短效避孕药，低剂量雌激素与高选择性孕激素复合，可达到有效的避孕作用。有些避孕药如美欣乐，雌激素含量更是降到20 μg。如此低的雌激素含量，从理论上来说不会诱发子宫肌瘤。

但是，对于已经发现患有子宫肌瘤的妇女，还是应避免服用含雌激素、孕激素的复合型避孕药。因为这些药物可能使肌瘤增大。不过，如果避孕药由含孕激素拮抗剂的米非司酮组成，还能在一定程度上治疗子宫肌瘤。目前米非司酮片主要用于紧急避孕，用于常规避孕的剂型尚在研发中。紧急避孕不能作为常规避孕方法每月采用。

子宫肌瘤患者需要注意什么饮食问题？

子宫肌瘤的形成与长期大量雌激素刺激有关，高脂肪食物对子宫肌瘤患者有害无益。肥胖女性子宫肌瘤的发生率明显升高。因此要培养良好的饮食习惯，对子宫肌瘤发生和发展有一定的抑制作用。

1.适宜食品

（1）饮食定时定量，不能暴饮暴食。

（2）饮食宜清淡，需要改变浓油赤酱的饮食习惯。

（3）坚持低脂肪饮食，多食瘦肉、鸡肉、鸡蛋、鹌鹑蛋、鲫鱼、甲鱼、白鱼。

（4）多吃蔬菜，如白菜、芦笋、芹菜、菠菜、黄瓜、冬瓜、香菇、豆腐、海带、紫菜、水果等。

（5）多吃五谷杂粮，如玉米、豆类等。

（6）常吃富有营养的干果类食物，如花生、芝麻、瓜子等。

2.禁忌食品

（1）忌食辣椒、麻椒、生葱、生蒜、茄子、芹菜等刺激性食物。

（2）禁食桂圆、红枣、阿胶、蜂王浆、紫河车等热性、凝血性和含激素成分的食品。

（3）禁食羊肉、蟹、大明虾、蟹鱼、成色、青占鱼、乌骨鸡及海鲜发物。

（4）禁食话梅等酸味食物，黄酒、白酒等刺激性饮料。

怎样才能及早发现自己长了子宫肌瘤？

迄今为止，子宫肌瘤的病因尚不明了。但肌瘤是一种依赖于雌激素生长的肿瘤。因工作压力大引起的内分泌失调，雌激素水平高，为延缓衰老而使用激素替代疗法等，都可能是引起子宫肌瘤的原因。子宫肌瘤临床上无症状患者为数不少，故不易被发现和重视。所以，要做到早期发现，就应养成定期体检的习惯。如果出现以下5种情况中的任何一种，都提示子宫肌瘤存在的可能，应及时去医院诊治。

（1）月经改变　如果你的正常月经周期发生变化，如出现经血量增多，经期延长及月经不规则时需考虑自己是否患有妇科疾病。因为很多妇科疾病都是以月经失调为最早出现的临床症状。

（2）疼痛　子宫肌瘤的患者，大多数无疼痛感觉，但是还有少部分人在肌瘤发生感染或子宫变形后，可以出现下腹部疼痛。

（3）肿块　在下腹部能摸到肿块，特别在膀胱尿液充盈的情况下肿块触摸更明显。

（4）压迫感　在子宫肌瘤的患者中，大部分人可无任何压迫感觉，然而，如果肌瘤位置较低，即使肿瘤不大，也可压迫邻近器官，如压迫膀胱可出现排尿困难；如压迫直肠可发生排便困难；如压迫输尿管可以出现腰酸背痛等症状。

（5）不孕　在子宫肌瘤的患者中，有少数可引起不孕现象，其原因是肌瘤导致子宫变形，使受精卵着床不利。

需要提醒的是，围绝经期女性若使用激素替代疗法缓解围绝经期症状，应在使用期间密切观察子宫变化，因子宫肌瘤是一种依赖于雌激素生长的肿瘤，最好在医生指导下慎重选择激素替代疗法。

目前国内B超检查较为普遍，鉴别肌瘤的准确率也较高。因此，育龄期的妇女最好每年一次定期做妇科B超检查，以便做到子宫肌瘤早发现、早诊断、早治疗。

子宫肌瘤患者该如何自我监控？

一旦确诊为子宫肌瘤，患者首先必须保持镇定，对疾病要有正确的认识，不要认为“凡是肿瘤都不是好东西”，因为子宫肌瘤是良性肿瘤，其恶变率极低。子宫肌瘤有多种治疗方法，每个人可根据自己的不同情况，采用不同的综合治疗方案，不要乱投医。患者应该增强信心，保持健康的心态，稳定情绪，加强自我调理，积极配合医生，争取最佳疗效。

近年来，随着医疗技术的不断提高，子宫肌瘤的被检出率和发病率有逐年增长的趋势。有了子宫肌瘤并不可怕，通过以下两个方面可以进行自我监控，及早判断自己的病情是否出现了加重，对获得及时的治疗信息是非常重要的。

1. 自我观察

主要观察以下5方面。

（1）观察出血　即阴道出血，为子宫肌瘤常见的症状。表现为月经不调，月经量增多，月经期延长，不规则阴道出血等。阴道出血和以往相比，量明显增多，或者经期明显延长，需要及时去医院检查。黏膜下肌瘤如果不及时治疗，容易发展成严重失血，甚至出现重度贫血症状。

（2）观察白带　正常的白带是少量的白色略显黏稠的分泌物，随着月经周期其量和稀薄度会有轻微变化。如果子宫肌瘤继发感染，常引起白带增多，可呈脓血样，伴有臭味。

（3）自摸肿块　当子宫肌瘤很小时自己是摸不到的，自己能摸到肿块说明肌瘤已经相当大。在清晨，空腹排完大小便，平卧于床，略弯双膝，放松腹部，自己用双手在下腹部按触，由轻浅到重深，如果触及下腹正中的硬块逐渐增大，则提示子宫肌瘤生长明显。

（4）感觉疼痛　子宫肌瘤患者会出现腰背酸痛、下腹坠胀等症状，肌瘤蒂发生扭转或肌瘤红色变性时，可出现剧烈腹痛，需要立刻去医院急诊。

（5）压迫症状　肌瘤增大会压迫膀胱可出现尿频、排尿障碍，压迫直肠可致便秘、大便不畅等症状。所以，一旦出现压迫症状，也提示子宫肌瘤长大了。

2. 定期妇科检查

很多子宫肌瘤早期没有任何症状，只是在超声检查时发现。对已经是子宫肌瘤的女性来说，每半年一次的妇科检查也是必不可少的。妇科检查包括白带、宫颈刮片或宫颈抹片检查等。另外，超声检查也是必不可少的。超声可以帮助判断子宫肌瘤的部位和发展趋势。

子宫肌瘤患者如何对乳房进行健康检查？

子宫肌瘤是一种依赖于雌激素生长的肿瘤，当体内激素水平发生紊乱的时候，女性的烦恼也随之而来，乳腺肿瘤的发生机会也会增多。所以，当患有子宫肌瘤的女性在关注肌瘤生长情况的时候，别忘了给自己上半身的女性标志——乳房进行一次健康检查。和其他疾病一样，乳腺肿瘤也是越早发现，越早治疗越好。现在检查乳房的方法有很多，乳腺超声、钼靶摄片和红外线乳腺检查都是很有效的方法。在家中，也可对自己的乳房进行自我检测。下面的四步方法简单易行，固定每月在月经净后检查一次就可以及时了解是否有乳腺组织异常情况存在了。

（1）看　面对镜子双手下垂，仔细看乳房两边是否大小对称，有无不正常突起，皮肤及乳头是否有凹陷或湿疹。

（2）触　左手上提至头部后侧，用右手检查左乳，以手指之指腹轻压乳房，由乳头开始做环状顺时针方向检查，逐渐向外（约3~4圈）至全部乳房检查完整为止，并用同样方法检查右边乳房。

（3）卧　平躺下来，右肩下放一枕头，将右手弯曲置于头下，重复“触”的指法检查乳房。

（4）压　除了乳房，亦需检查有无腋下淋巴结肿大，最后再以大拇指和食指挤压乳头，注意有无异常分泌物。

延误子宫肌瘤诊断及治疗的因素有哪些？

当患者自己的身体出现一些异常情况后，如月经量增多、不规则阴道流血或自己触摸到下腹部包块后，其潜在的心理压力就开始了，不愿正视现实情况，亦不考虑其发生的后果，不愿就医。常见的因素有以下几种。

（1）对身体出现的一些异常变化感觉迟钝。例如月经量增多，有的人的月经量增至原来的二倍甚至几倍，时间长达几年甚至十几年以至引起严重贫血，还不到医院就医。

（2）对子宫肌瘤不了解，缺乏必要的生理卫生知识。

（3）存有侥幸心理，希望肌瘤能自行消失。

（4）由于肌瘤不痛不痒，虽自己触摸到下腹包块而不引起注意。

（5）对子宫肌瘤有恐惧感，讳疾忌医。

（6）过多考虑经济方面的原因和对家庭的顾虑。

什么情况下应警惕子宫肌瘤恶变可能？

子宫肌瘤生长较快或瘤蒂形成后常产生变性，可分良性变性和恶性变性。良性变有红色变性（常发生在孕产期）、玻璃样变性、囊性变、脂肪变性和钙化等；恶性变即子宫肉瘤。由于子宫肌瘤“性本善”，恶变少见，但如果恶变则恶性程度高，能随着血管进行转移，血管转移后的子宫肉瘤患者预后较差。

一旦发现患有子宫肌瘤需要积极到医院诊治，一般对患有子宫肌瘤的女性可在门诊定期随访，每3~6个月做妇科检查及B超检查一次，以观察子宫肌瘤的大小。多数患者在绝经后因雌激素水平下降，肌瘤一般会萎缩变小，但仍应随访观察。

如果子宫肌瘤患者出现下列情况之一时，应考虑及时手术治疗。

（1）辅助检查（如阴超，盆腔核磁共振等）提示可能已发生恶性变者。

（2）短期内肌瘤生长迅速，药物控制无效，尤其是伴有阴道不规则流血者。

（3）绝经后妇女子宫肌瘤仍有增大趋势者。

孕前检查重要吗？

自从国家取消强制婚检后，只有很少的准新婚夫妇进行婚前医学检查。婚检的取消简化了办理婚姻登记的手续。虽说婚姻是两个人的事情，但是如果准备为小家庭添丁，那就不是可以简单、简化的事情了。

打算生育的夫妇特别是那些没有进行婚前医学检查的夫妇最好实行“计划受孕”，受孕不盲目，做到有备而孕。就子宫肌瘤这个妇女常见病来说，有一部分的女性在没有进行妇科检查前是不知道这个子宫的“不速之客”已经在孕育孩子的宫殿里“安营扎寨”了。

子宫肌瘤对育龄期的女性来说会产生许多难以预计的影响。

（1）不孕　肌瘤的生长部位如果压迫输卵管影响精子、卵子的运行会造成不孕。

（2）流产　黏膜下肌瘤可以影响受精卵的着床导致早期流产；肌壁间肌瘤过大因机械性压迫，宫腔变形或内膜供血不足可引起流产。

（3）早产　子宫肌瘤的特点在于肌瘤会随着妊娠月份的增长而增大。有些快速长大，发生肌瘤红色变性。孕妇出现腹痛、发热等症状。腹痛严重时甚至能刺激宫缩形成，如果不能及时治疗，可以使孕妇发生早产。增大的肌瘤抢占了胎儿在子宫内生长的有限空间和供给胎儿生长发育的营养，造成胎儿宫内发育受限。

（4）产后出血和产褥期感染　子宫肌瘤改变了子宫腔的形态，产后容易因为子宫收缩不良导致产后出血；产褥期子宫肌瘤影响子宫收缩，恶露持续不尽，容易发生产褥期的感染。

因此，如果准备受孕，孕前检查是不能省略和简化的步骤。如果发现了子宫肌瘤，特别是有黏膜下肌瘤和因肌瘤造成不孕或反复流产的女性朋友，一定要在怀孕前进行手术治疗。否则由于子宫肌瘤而引发的一系列烦恼就会应“孕”而生。

常规妇科体检必要吗？

子宫肌瘤的发病率越来越高，且呈年轻化趋势。一方面和当代女性工作压力大，内分泌功能发生紊乱有关；另一方面和饮食中含激素食品泛滥有关。

避免子宫肌瘤的发生较为困难，但是随着诊断的技术和水平日益提高，早期发现子宫肌瘤却是可以的。对于未婚无性生活的女性，20岁后每年一次的B超、彩超检查，已婚或有性生活史的妇女每年一次的妇科检查是十分必要的。如果发现子宫肌瘤，一般应3~6个月复查一次。如肌瘤增大较明显、出血严重，则应积极进行手术治疗。

子宫肌瘤的就诊误区及陷阱该如何警惕？

在子宫肌瘤的治疗问题上，有些观念上的误区需要得到纠正。子宫是女性最重要的生殖器官，被誉为“孕育孩子的宫殿”。因此，治疗子宫肌瘤需要因病而异，因人而异。

错误观点之一——没有生育要求，患了子宫肌瘤，子宫就可以切除。

有这样一个观念上的误区，就是一部分人认为生完孩子，子宫就完成了历史使命，一旦患了子宫肌瘤，就把子宫切除掉。其实，这样的做法并不明智。子宫是女性生殖系统的一个重要器官，不单纯是孕育胎儿，而是与女性内分泌密切相关的器官。切除了子宫后，会给一部分女性带来一定精神压力，觉得自己生殖器官有缺陷，不是完整的女人，从而影响性生活，影响生活质量。因此，对于年轻的子宫肌瘤的患者，子宫绝不能采用一刀切的方法解决。

错误观点之二——子宫肌瘤绝经后就缩小了，能熬到绝经，就不用治疗。

这是另一个观念误区，不完全正确。子宫肌瘤是女性生殖系统最常见的良性肿瘤，多发生于30~50岁妇女，尤其生育年龄女性更为多见。它由子宫平滑肌细胞增殖及结缔组织而成，是雌激素依赖性肿瘤，雌激素水平下降，肿瘤会缩小，绝经后会缩小甚至消失。但不等于子宫肌瘤就不用治疗。因为，子宫肌瘤逐渐增大，尤其多发性或者黏膜下子宫肌瘤，容易造成月经过多或反复的、淋漓不断流血，导致贫血。长期贫血影响心脏，造成贫血性心脏病。而且，由于激素水平的异常，子宫肌瘤患者的绝经年龄延长。

子宫肌瘤有0.4%~0.8%恶变率。所以，子宫肌瘤也要根据肿瘤大小、位置，长得快慢，患者的症状、年龄、是否需要生育、是否伴有疼痛等等，选择一个恰当的治疗方案，使肌瘤的生长得到有效的控制。

错误观点之三——有了子宫肌瘤，只能手术切除子宫。

这种说法也带有片面性。治疗子宫肌瘤方法很多，大概可分为保守治疗和手术治疗。保守治疗包括药物治疗、介入治疗等。真正彻底去除肌瘤的方法还是手术治疗。手术治疗有两种，一种是开腹手术，可以选择子宫肌瘤切除术或者全子宫切除术，对于年轻患者，尽量保留子宫；如果宫体部的子宫肌瘤多而大，剥除肌瘤后子宫体不能恢复至正常形态，而子宫颈不存在病变时，可以做保留子宫颈的次全子宫切除术。另一种手术方法就是宫腹腔镜手术，也是尽量去除肌瘤保留子宫，根据每一个患者情况而选择恰当的治疗方案。黏膜下子宫肌瘤，可以通过宫腔镜切除，既安全又无痛苦，恢复快。

子宫肌瘤患者能否用激素替代治疗？

子宫肌瘤是激素依赖性疾病，绝经后肌瘤可以萎缩或消退。但是，有些女性在围绝经期容易出现难以忍受的潮热、烦躁等症状。多数医生主张有绝经期症状的女性可用激素治疗。治疗期间需要定期超声检查，了解肌瘤大小、子宫内膜变化、有无异常阴道流血，使用时注意药物和剂量，孕激素用量不宜过大。雌激素、孕激素的补充需要个体化，采用小剂量、短程治疗。如果发现子宫肌瘤增大、有异常出血时就要停用。绝经期子宫肌瘤患者使用激素替代治疗不是绝对禁忌，而是要慎用。要在医师的指导下，严格把握药物剂量和治疗疗程。

子宫肌瘤患者能否服用补品？

子宫肌瘤的病因尚未明了。但是根据子宫肌瘤好发于生育年龄、青春期前少见、绝经后萎缩或消退的特点，提示子宫肌瘤的发病可能与女性性激素有关。有研究认为肌瘤组织局部对雌激素的高敏感性是肌瘤发生的重要因素之一。

有的白领女性为追求时尚而盲目减肥美白，长期服用一些瘦身药物，再加上过多服用女性保健品，如含有激素的各种口服液、花粉、蜂王浆等保健品，最终扰乱了体内激素的正常代谢，这种“美丽杀手”已成为导致女性患子宫肌瘤的重要诱因。

因此，在不明补品成分前，服用补品需要慎之又慎。尤其是围绝经期女性，绝经前由于体内雌激素和孕激素变化较大，如果再盲目进补，可能在不知情的状态下刺激可能已有的子宫肌瘤加速生长。

如何与子宫肌瘤患者及家属沟通？

子宫肌瘤患者中有要求保留生育功能的，也有没有生育要求的。

在沟通中，首先就是要了解患者治疗子宫肌瘤的目的。让患者和家属对子宫肌瘤的发生和发展有具体的了解。并且根据患者的年龄，子宫肌瘤的部位、大小、数目进行全面考虑，提供子宫肌瘤患者和家属有效的治疗方案。

子宫肌瘤的治疗并非“一刀切”。由于子宫肌瘤的恶变率仅为0.4%~0.8%，所以，患了子宫肌瘤不是非手术治疗不可。

对于肌瘤小、没有症状的患者，一般不需要治疗。特别是绝经后的妇女，绝经后肌瘤多可以萎缩甚至消失。对于这些子宫肌瘤的患者可以采用期待治疗。期待治疗不是“无作为”，而是要求子宫肌瘤患者每3~6个月到医院检查一次，如果发现子宫肌瘤增大或出现阴道出血增多，继发贫血等症状，就需要进一步治疗了。

治疗方法包括药物治疗和手术治疗。药物治疗对症状轻、近绝经年龄或全身情况不宜手术的子宫肌瘤患者适用。手术治疗适用于月经过多继发贫血者；严重腹痛、性交痛或慢性腹痛、有蒂肌瘤扭转引起的急性腹痛者；有膀胱、直肠压迫症者；肌瘤造成不孕或者反复流产者；疑似肌瘤肉瘤变者。

手术治疗中的子宫肌瘤切除术能保留子宫，适用于希望保留生育功能的患者。子宫切除术对于肌瘤大，多发肌瘤，症状明显，不要求保留生育功能的患者适用。如果考虑肌瘤恶变，也需要行全子宫切除术。

手术方式有经腹手术和腹腔镜手术。前者为传统手术方式，后者在腹部做3个0.5~1.0cm的美容小切口，放入手术器械进行操作就可以了。如果是黏膜下肌瘤，还可通过宫腔镜经阴道手术，手术损伤更小。

让患者和家属对子宫肌瘤的治疗有充分的了解，才能建立良好的医患沟通，使患者对自己的疾病有充分的知情权。另外，针对不同年龄层次的患者的心理护理也十分重要。

老年患者心理比较焦虑，需要家人和医护人员倾听老人家的疑虑，医护人员要对各种疑问进行耐心解答，家人要给予老人家有效的生活护理，帮助老年患者克服悲观的情绪，积极配合治疗。对于切除子宫的较年轻患者，要对患者解释切除子宫后不会对女性的内分泌功能造成影响，使切除子宫的女性依然能够自信的生活。另外，对于切除子宫的女性的配偶也要进行充分沟通，帮助其配偶树立正确的性观念。切除子宫后，由于未损伤到卵巢，女性的体态、性格都不会发生改变。只要术后恢复良好，一般手术后2~3个月即可恢复性生活。夫妻间的相互默契，有利于促进患者同家庭其他成员、医护人员的沟通和协调。

怎样护理子宫肌瘤患者？

朋友和家人可以为子宫肌瘤患者提供信息，增强其对于治疗的信心，消除不必要的顾虑，减轻患者对于医院的恐惧心理。同时，患有子宫肌瘤的女性在日常生活中应注意调节情绪，保持乐观的心情，防止大怒大悲、多思多虑，尽量做到知足常乐，性格开朗、豁达，避免过度劳累。动物实验表明，高脂肪食物可促进性激素的生成和释放，所以肥胖妇女子宫肌瘤的发生率明显升高。因此作为家人，还要帮助子宫肌瘤患者培养良好的饮食习惯，提醒其多吃含蛋白质、维生素的食物，这对抑制子宫肌瘤生长有一定作用。如果月经量过多，则多吃富含铁质的食物，以防缺铁性贫血。对于年轻的子宫肌瘤患者，还需要其丈夫一起做好避孕措施，减少意外妊娠给本来有的疾病雪上加霜。

子宫肌瘤患者在日常生活中应注意什么？

大多数子宫肌瘤患者常有下腹坠胀，腰酸背痛的感觉，劳累时尤甚。因此，子宫肌瘤患者要注意劳逸结合，生活稳定，避免过重的体力劳动。带蒂的浆膜下子宫肌瘤在剧烈运动时，易发生蒂扭转，此时患者可出现急性腹痛。因此子宫肌瘤患者可以进行适当的锻炼，但应避免剧烈的体育运动。

子宫肌瘤患者最常见的症状是月经过多，经量常增为原来的一倍甚至几倍，经期出现下腹坠痛，因此经期要注意休息，避免过度劳累，以免加重病情，引起月经不调。出现月经过多应及时就医。长期月经过多，可导致继发性贫血，严重时可出现头晕、心慌、四肢疲乏无力，这时就影响了日常的生活和工作。因此，出现贫血要及时治疗。

另外，多数子宫肌瘤患者有经量增多，经期延长，有时经期长达十余天。有时经后白带增多，或伴有外阴瘙痒，因为较长时间使用卫生垫容易发生感染。此时要注意外阴清洁，勤换内裤，衣着宽松，保持外阴清洁。清洗时用清水，必要时可用洁尔阴、肤阴洁，但避免盆浴。

子宫肌瘤患者流产后有哪些注意事项？

（1）流产时如有阴道组织物排出应送至医院，让医生进一步明确是否完全流产，必要时可行绒毛染色体检查。

（2）当肌壁间子宫肌瘤引起的宫腔变形或黏膜下子宫肌瘤阻塞宫腔时，均可影响流产物排空，而造成胎盘或绒毛残留。患者表现为阴道流血量持续较多，时而伴有少腹阵痛，复查尿妊娠试验阳性，B超检查提示宫腔内有残留物，如阴道出血量多时，必须再次刮宫治疗。

（3）不全流产后或黏膜下肌瘤内膜感染时容易引起宫腔感染。患者有不同程度的发热，持续性疼痛，阴道流血混浊或有臭味，此时需要积极抗炎控制感染。

（4）肌瘤红色变性，是产褥常见并发症。患者主要表现为发热，严重下腹痛，查血常规白细胞升高，中性粒细胞的比例升高，检查肿瘤局部有明显的压痛。红色变性实为肌瘤一种特殊类型的坏死。通常按感染处理有一定效果。但有时因缺血与坏死的症状加重，对症治疗无效或不能排除其他可能时，最后需行剖腹探查，行子宫肌瘤切除术。

（5）肌瘤患者如有反复流产史，检查怀疑可能是肌瘤所致时，通常建议月经周期恢复正常后，行子宫肌瘤切除术。

怎样护理全子宫切除术患者？

子宫肌瘤患者进行传统的经腹全子宫切除术后，一般手术后第7天拆线，如果是腹腔镜下的全子宫切除术，术后第5天就可以拆线，拆线后患者就可以回家休养。术后的休养对于术后恢复十分重要，俗话说“三分治，七分养”就是这个道理。

（1）腹部伤口护理　出院后腹壁的切口需保持干燥，一周后再沐浴（禁盆浴）。出院时缝线刚拆除，针眼还未完全愈合，况且切口的痂皮尚未脱落，所以此时不宜沐浴。当然，全身皮肤仍需保持清洁。清洁皮肤以擦浴为宜，每晚或便后洗会阴。出院时，一部分的患者可能感觉有轻微的腹部切口处吊痛，不时有针刺样痛均属正常，如切口疼痛明显，需看一下切口部位是否红肿热痛，如有脓液挤出需到医院检查治疗。

（2）阴道残端伤口护理　子宫全切术后，10~15天可能会有少量黄色分泌物或血性分泌物，可观察几天，一般可以自然消退。如出现脓性分泌物，可能是阴道切口残端有感染或阴道炎，就应去医院诊治、查明原因，及时处理。如果出现大量的阴道流血，有可能是缝线裂开，应立即去医院急诊检查。

（3）饮食护理　出院后宜饮食清淡，选择易消化的高蛋白、高维生素和高矿物质饮食。多吃蔬菜水果以保持大便通畅，因便秘易使阴道残端缝合处变薄，可能导致其破裂出血。

（4）生活护理　居室保持清洁，通风良好。注意个人卫生。生活规律、睡眠充足、家庭和睦、心情愉快均有利于身体尽早康复。术后2个月内避免提重物、抱小孩、拖地板、登高取物，以防止阴道残端处伤口裂开。半年内还要避免久坐打牌、跳舞等可能引起盆腔充血的活动。

全子宫切除术患者可否有性生活？

全子宫切除术后2个月，患者应去医院复查。如果阴道残端愈合良好就可以恢复性生活。有一部分切除了子宫的女性总担心阴道里的伤口会因性交而破裂、引起疼痛。另有一部分的女性和其伴侣认为切除了子宫就不是女人了，害怕进行性生活。其实不然。女性的性别特征是靠卵巢分泌雌性激素来维持的，子宫只是在孕育胎儿时担当着重要作用，无生育要求后，仅切除子宫，保留卵巢，仍能维持女性的正常生理特征。对年轻女性而言，只有切除了双侧卵巢（不是子宫）对女性的性欲和性行为才会有影响。

全子宫切除术后，丈夫在生活和家务中，要更加关心、体贴、爱护妻子，打消妻子的担忧、焦虑、不安，让她体会到丈夫的爱，感到温暖，这对术后恢复和谐融洽的性生活是很重要的。一般说来，刚刚恢复性生活时，考虑到伤口处于恢复期，丈夫要温柔、体贴，要从轻柔的爱抚开始，不要过于“粗暴”，动作不要过于激烈，从试探性进入开始，以不让妻子感到疼痛为准（因为阴道的顶端是缝合的伤口，阴道因为手术变浅）。如果同房时有血，则应立即停止，并到医院检查伤口愈合情况，或检查阴道残端是否有肉芽组织产生。双方要互相交流、沟通，循序渐进，随着时间的推移，术后恢复时间的增加，性生活的频率和方式也就能逐渐恢复到术前的水平。

精神因素在康复中有何作用？

由于子宫是象征女性性别的一个重要标志，子宫切除对患者来说，无论是从心理上还是从生理上来说都是一大创伤。所以，精神因素在术后康复中起着非常重要的作用。老年患者一般都有慢性或老年性疾病，她们对病情的估计多悲观，心理上也突出表现为无价值感或孤独感。对于年轻患者来说，来到医院接受手术，免不了心理紧张，甚至恐惧，再加上缺乏相关的性知识，担心切除子宫会改变女性的特征，影响夫妻生活及家庭和睦。因此，年轻女性对子宫切除的心理顾虑也较多。

事实上造成人体疾病的因素是多方面的。第一是生物学因素，如体质、遗传、感染和理化损伤等。第二是心理因素，如精神刺激、紧张情绪、不良的人格特征等。由于单纯的生物学因素造成的疾病，必须用药物治疗方可奏效，如果是心理因素起重要作用的，单用药物就不那么奏效，需要精神治疗。古希腊医学家希波克拉底有句名言“了解什么样的人得了病，比了解一个人得了什么样的病更为重要”。俗话说，治病要“三分药力，七分养”，这“七分养”中，除了合理的饮食和生活安排外，更主要的是精神愉快，心情舒畅。所以，任何疾病只有药物治疗和精神调养紧密结合，才能收到满意的效果。

家人是患者最亲近、最相信的人。家人的关心、鼓励和支持能使患者的心灵得到很大的安慰，使她们积极地配合医院提供的治疗。家人良好的情绪能给患者以支持和安慰，不良的情绪则是对患者的一个恶性刺激。老年患者的家人应用更多的时间陪伴在其左右，消除其孤独感。对于年轻患者来说，需要了解女性的子宫主要作用是生育、维持月经。虽然子宫被切除了，但保留了卵巢，术后内分泌功能不受影响，保留的卵巢仍能分泌激素，不会过早衰老，而且女性的体态、性格也不会改变。切除子宫后的阴道内性敏感区不会消失，因此，度过了术后伤口愈合期，切除子宫的女性依旧能够享受“性福”生活。

子宫肌瘤对生育的影响有哪些？

子宫肌瘤可与妊娠同时存在。占有子宫肌瘤的女性患者的0.5%~1%，占孕妇的0.3%~0.5%。子宫肌瘤合并妊娠，无论对妊娠、分娩均有影响。妊娠时对肌瘤的处理也会有困难存在。

1.对生育的影响

根据肌瘤生长的不同部位，对生育有以下的影响。

（1）浆膜下肌瘤　不影响子宫内膜，妊娠的预后良好。

（2）黏膜下肌瘤　突出于子宫腔内，一旦妊娠，易引起流产。

（3）肌壁间肌瘤　要根据肌瘤的部位、大小及其对子宫内膜的影响而定，近浆膜者，影响妊娠较少，近黏膜者，影响较大。肌瘤越大，影响也越大。

2.对妊娠的影响

（1）不孕　25%~40%的患者不孕。

（2）流产率高　子宫肌瘤合并妊娠其流产的发病率高达50%~70%。

（3）胎位不正　可能是瘤体挤压，以及胎儿活动受限所致。

（4）难产率高及剖宫产率高　因为肌瘤很可能阻塞产道，使胎头下降不畅。

（5）产后出血量多　因为肌瘤的存在，会影响子宫的收缩。

（6）容易感染　产后容易发生产褥感染。

3.妊娠对子宫肌瘤的影响

（1）易迅速长大　妊娠期由于子宫血液循环增加，肌瘤也随之增大。

（2）易发生退行性变化　如玻璃样变性、红色变性等。特别是肌瘤的红色变性，腹部会出现剧烈疼痛，同时伴有恶心呕吐，体温上升。这是一种紧急情况，需要及时治疗才能缓解。

（3）易扭转　浆膜下肌瘤易出现慢性或急性扭转，从而发生坏死、感染、化脓等紧急情况。

子宫肌瘤对女性的心理影响有哪些？

妇科门诊常常可以遇到这样一些女性患者，她们因在妇女普查中发现有子宫肌瘤来就诊。由于医学知识的匮乏，很多女性朋友一听说子宫上长了瘤就非常紧张，精神压力很大，甚至在性生活方面也受到影响。其实，子宫肌瘤并不可怕，它是女性盆腔中最多见的一种良性肿瘤，恶变率极低。在已婚育龄的妇女中平均4~5人中就有一名是子宫肌瘤患者。发生子宫肌瘤的成因和是否有性生活无关。因此，患有子宫肌瘤的女性可以完全有正常的性生活。

子宫肌瘤患者应定期检查，及时治疗。患有子宫肌瘤的患者要防止两种倾向：一种是异常紧张，整天坐立不安害怕恶性变，四处乱求医，对生活失去信心；另一种则是粗心大意，不及时做检查，并且拒绝药物治疗，结果导致子宫肌瘤迅速增大和恶变也未能及时诊治，造成医疗费用增加，甚至个人和家庭的悲剧。

对于人到中年的女性朋友来说，每年都需要做一到两次妇科检查，及时发现妇科疾病，做到早诊断，早治疗。

子宫切除后对身体有影响吗？

子宫为重要的内生殖器官，因子宫病变如子宫肌瘤、功能失调性子宫出血、子宫肌腺病等行子宫切除者并不少见。子宫不仅是重要的生殖器官，而且还有内分泌功能，子宫切除后身体会出现一系列变化。

（1）月经消失　月经为子宫内膜周期性脱落形成，当子宫切除后，月经自然消失。

（2）阴道分泌物减少　阴道分泌物由宫腔、宫颈腺体分泌物及阴道脱落细胞组成。子宫肌瘤患者由于宫腔扩大，分泌物异常增多，子宫切除后阴道分泌物减少。

（3）对围绝经期的影响　卵巢的血液供应来自卵巢动脉及子宫动脉的上行支。文献报道子宫侧供给卵巢的血液约占50%。子宫切除可能影响卵巢的血液供应，引起卵巢功能衰竭。有文献报道行子宫切除的妇女，其卵巢衰竭的年龄比自然绝经的妇女在术后者早半年到一年，但在卵巢失去周期性分泌雌孕激素前，卵巢功能处于缓慢下降状态，一直持续过渡到相当于绝经的年龄，因此大部分女性在全子宫切除术后围绝经期症状不会突然出现或明显加重。

（4）盆底的完整性　子宫切除影响盆底的完整性，缩短了阴道，性生活可能受到一定影响。行子宫次全切除或筋膜内子宫切除，则对性生活的影响大为减小。

（5）心血管发病率上升　子宫切除后，卵巢功能早衰，雌激素分泌减少，心血管发病率上升，患者易出现肥胖、高血压、心脏病、骨质疏松症等。

附　录

常用激素及内分泌系统药物

药物名称	项目	内容
高舍瑞林注射液（诺雷德）	药理作用	是促黄体生成素释放激素的一种类似物，长期使用“诺雷德”可抑制脑垂体促黄体生成素的合成，从而引起男性血清睾酮和女性血清雌二醇的下降，停药后这一作用可逆，初期用药时“诺雷德”同其他LHRH激动剂一样，可暂时增加男性血清睾酮和女性血清雌二醇的浓度
	适应证	①前列腺癌；②乳腺癌；③子宫内膜异位症
	规格	3.6mg/支
	用法用量	成人：在腹部皮下注射“诺雷德”3.6mg一支，每28天一次，如果必要可使用局部麻醉，对肾或肝功能不全者及老年患者不需调整剂量
	注意事项	对有发展为尿道阻塞或脊髓压迫危险的男性患者，“诺雷德”应慎用，而且在治疗的第一个月期间应密切监护患者，如果因尿道梗阻而引起脊髓压迫或肾脏损伤并恶化，则应给予适当治疗
戈那瑞林（注射用）	药理作用	促使垂体合成、分泌促黄体激素（LH）和促卵泡激素（FSH）
	适应证	①垂体兴奋试验以鉴别垂体性闭经与下丘脑性闭经。②脉冲式注射治疗下丘脑疾病所致无排卵及男性生精异常所致不育症
	规格	100ug*10支
	用法用量	①垂体兴奋试验：戈那瑞林25μg（女性）或100μg（男性）溶于无菌生理盐水2ml内，静脉注入，于注入前（0分钟）、后25、45、90、180分钟各取血测LH、FSH浓度。②脉冲治疗：使用定时自动注射泵，每隔90~120分钟静脉或皮下注射5~15μg，昼夜不停。治疗期间需监测卵泡发育情况
	注意事项	妊娠期禁用

续表

药物名称	项目	内容
醋酸亮丙瑞林微球（注射用）（抑那通）	药理作用	重复给予大剂量的促黄体生成释放激素（LH-RH）或其高活性衍生物醋酸亮丙瑞林，在首次给药后能立即产生一过性的垂体-性腺系统兴奋作用（急性作用），然后抑制垂体生成和释放促性腺激素。它还进一步抑制卵巢和睾丸对促性腺激素的反应，从而降低雌二醇和睾酮的生成（慢性作用）。醋酸亮丙瑞林的促黄体生成激素（LH）释放活性约为LH-RH的100倍，它的抑制垂体-性腺系统功能的作用也强于LH-RH。醋酸亮丙瑞林是高活性的LH-RH衍生物，由于它对蛋白分解酶的抵抗力和对LH-RH受体的亲和力都比LH-RH强，所以能有效地抑制垂体-性腺系统的功能。此外，醋酸亮丙瑞林又是一种缓释制剂，它恒定地向血液中释放醋酸亮丙瑞林，故能有效地降低卵巢和睾丸的反应，产生高度有利的垂体-性腺系统的抑制作用。对子宫内膜异位症、子宫肌瘤或绝经前乳腺癌患者，每4周1次皮下注射醋酸亮丙瑞林，可使血清中雌二醇下降到接近绝经期的水平。因此本品有卵巢功能抑制作用，可抑制正常排卵和使月经停止。对前列腺癌患者皮下注射醋酸亮丙瑞林，每4周1次，可使血清睾酮浓度降至去势水平之下，表明本品有药理学的去势作用
	适应证	前列腺癌，子宫内膜异位症，子宫肌瘤
	规格	3.75mg/支
	用法用量	3.75mg，皮下注射，每4周一次
	注意事项	有由脊髓压迫或尿潴留引起的肾功能障碍患者或者是有再次发作可能的患者及高龄患者慎用
丙酸睾酮注射液（丙睾针）	药理作用	雄激素类药。本品为睾酮的丙酸酯。作用与睾酮、甲睾酮相同，但肌内注射作用时间较持久。能促进男性器官及副性征的发育、成熟。大剂量时有对抗雌激素作用，抑制子宫内膜生长及卵巢、垂体功能。还有促进蛋白质合成及骨质形成等作用。雄激素作用与蛋白同化作用之比为1：1
	适应证	①原发性或继发性男性性功能低减。②男性青春期发育迟缓。③绝经期后女性晚期乳腺癌的姑息性治疗
	规格	25mg*10支

续表

药物名称	项目	内容
丙酸睾酮注射液（丙睾针）	用法用量	成人常用量（深部肌内注射）：①男性性腺功能低下激素替代治疗：一次25~50mg，每周2~3次；②绝经后女性晚期乳腺癌：一次50~100mg，每周3次；③功能性子宫出血：配合黄体酮使用每次25~50mg，每日1次，共3~4次。儿童常用量：男性青春发育延缓，一次12.5~25mg，每周2~3次，疗程不超过4~6个月
	注意事项	①用于乳腺癌治疗时，治疗3个月内应有效果，若病情发展，应立即停药。②应作深部肌肉注射，不能静脉滴注。③一般不与其他睾酮制剂换用，因它们的作用时间不同。④男性应定期检查前列腺
甲睾酮片（甲睾素）	药理作用	甲睾酮为人工合成的雄激素，能促进男性器官及副性征的发育、成熟；对抗雌激素，抑制子宫内膜生长及垂体——性腺功能；促进蛋白质合成及骨质形成；刺激骨髓造血功能，使红细胞和血状红蛋白增加；雄激素作用与蛋白同化作用之比为1∶1
	适应证	①原发性或继发性男性性功能低减；②绝经期后女性晚期乳腺癌的姑息性治疗
	规格	5mg*100片
	用法用量	成人常用量：①男性性腺功能低下者激素替代治疗：口服或舌下含服，一次5mg，一日2次；②绝经妇女晚期乳腺癌姑息性治疗：口服或舌下含服，一次25mg，一日1~4次，如果治疗有反应，2~4周后，用量可减至一日2次，每次25mg，口服或舌下含服
	注意事项	心、肝、肾功能不良者，前列腺肥大、高血压患者慎用
三合激素注射液	药理作用	三合激素注射液为激素类药。苯甲酸雌二醇是天然存在的活性激素，口服后迅速从胃肠道吸收，可部分与血浆蛋白结合，主要在肝中代谢生成较小活性的雌三醇和雌酮。黄体酮是由卵巢黄体分泌的一种重要的天然孕激素。它在月经后期使子宫内膜腺体生长呈分泌期，子宫充血，为受精卵植入内膜作准备。在功能性子宫出血时，雌激素与孕激素合用，雌激素使子宫内膜再生和修复，达到止血；孕激素使子宫内膜转变为分泌期，停药后形成撤退性出血。丙酸睾酮为人工合成的雄激素，能抑制垂体前叶促性腺激素的分泌和促进蛋白质的合成，对绝经后晚期乳腺癌患者可改善其一般状况，并可促进红细胞的生成，改善血象，与其他抗肿瘤药物联合应用，可提高疗效，并对骨髓有一定保护作用

续表

药物名称	项目	内容
三合激素注射液	适应证	月经不调、严重的功能性子宫出血
	规格	1ml*10支
	用法用量	肌内注射。一次1ml，一日或隔日1次，连用3~5次或遵医嘱。如治疗3个月，病情仍有进展，应立即停药
	注意事项	有水、钠潴留作用，心、肝、肾功能不全者慎用
枸橼酸他莫昔芬片（三苯氧胺）	药理作用	他莫昔芬为非固醇类抗雌激素药物。其结构与雌激素相似，存在Z型和E型两个异构体。两者物理化学性质各异，生理活性也不同。E型具有弱雌激素活性，Z型则具有抗雌激素作用。如果乳癌细胞内有雌激素受体（ER），则雌激素进入肿瘤细胞内，与其结合，促使肿瘤细胞的DNA和mRNA的合成，刺激肿瘤细胞生长。而他莫昔芬Z型异构体进入细胞内，与ER竞争结合，形成受体复合物，阻止雌激素作用的发挥，从而抑制乳腺癌细胞的增殖
	适应证	①治疗女性复发转移乳腺癌；②用作乳腺癌手术后转移的辅助治疗，预防复发
	规格	10mg*60片
	用法用量	每次10mg口服，每天2次，也可每次20mg，每天2次
	注意事项	孕妇及哺乳期妇女慎用。有肝功能异常者应慎用。如有骨转移，在治疗初期需定期查血钙

常用中成药

药物名称	项目	内容
宫瘤宁片	作用	软坚散结，活血化瘀，扶正固本
	适应证	子宫肌瘤，经量过多，小腹或乳房胀痛
	规格	300mg*72片
	用法用量	一次6片，一日3次，3个月经周期为一个疗程
	注意事项	月经期停服；孕妇忌服。其他详见说明书
宫瘤消胶囊	作用	软坚散结，活血化瘀
	适应证	子宫肌瘤属气滞血瘀证
	规格	0.5*60粒
	用法用量	一次3~4粒，一日3次，一个月经周期为一个疗程，连续服用3个月
	注意事项	孕妇忌服。其他详见说明书
红金消结胶囊	作用	疏肝理气，软坚散结，活血化瘀，消肿止痛
	适应证	乳腺小叶增生，子宫肌瘤，卵巢囊肿
	规格	0.4g*36粒
	用法用量	一次4粒，一日3次
	注意事项	忌食酸、冷及刺激性食物。其他详见说明书
桂枝茯苓胶囊（丸）	作用	活血，化瘀，消癥
	适应证	痛经，产后恶露不尽，子宫肌瘤，慢性盆腔炎包块，子宫内膜异位症，卵巢囊肿
	规格	胶囊剂：0.31g*100片；丸剂：2.2g*6丸*8袋
	用法用量	胶囊剂，一次3粒，一日3次，经期停服；丸剂，一次1袋，一日1~2次
	注意事项	孕妇忌服。其他详见说明书
散结镇痛胶囊	作用	软坚散结，化瘀定痛
	适应证	子宫内膜异位症所致的继发性痛经、月经不调、不孕
	规格	0.4*30粒
	用法用量	一次4粒，一日3次。于月经来潮第一天开始服药
	注意事项	孕妇禁用。其他详见说明书

续表

药物名称	项目	内容
调经活血片	作用	调经活血，行气止痛
	适应证	月经不调，行经腹痛
	规格	60片/盒
	用法用量	一次5片，一日3次
	注意事项	①孕妇忌服；②忌食寒冷、生冷食物。感冒时不宜服用本药。其他详见说明书
妇康煎膏剂	作用	活血化瘀，疏肝理气，调经止痛，软坚化积
	适应证	月经不调，痛经及盆腔子宫内膜异位症等
	规格	150g/瓶
	用法用量	一次10~15g，一日2次；自月经前第10~15天开始，连服10~15天为一疗程，经期可不停药
	注意事项	①过敏体质者慎用；②孕期禁用。其他详见说明书
坤复康胶囊	作用	活血化瘀，清利湿热
	适应证	盆腔炎，症见带下量多、小腹疼痛等
	规格	0.38g*48粒
	用法用量	一次3~4粒，一日3次
	注意事项	孕妇禁用。其他详见说明书
坤灵丸	作用	调经养血，逐瘀生新
	适应证	月经不调，或多或少，行经腹痛，子宫寒冷，久不受孕，习惯性流产，赤白带下
	规格	90丸/盒
	用法用量	一次15丸，一日2次
鹿胎颗粒	作用	补气养血，调经散寒
	适应证	气血不足，虚弱体瘦，月经量少，行经腹痛，寒湿带下
	规格	10g*10袋
	用法用量	一次1袋，一日2次，一个月为一个疗程
	注意事项	孕妇及糖尿病者禁用。其他详见说明书
少腹逐瘀颗粒	作用	活血逐瘀，祛寒止痛
	适应证	月经不调，小腹胀痛
	规格	1.6g*12袋

续表

药物名称	项目	内容
少腹逐瘀颗粒	用法用量	一次1.6g，一日2~3次
	注意事项	孕妇忌服，月经过多慎服。其他详见说明书
舒尔经胶囊	作用	疏肝活血，调经止痛
	适应证	用于痛经、月经量少
	规格	0.5*10片
	用法用量	一次2粒，一日2次
	注意事项	①孕妇禁用。②忌食生冷食物、不宜洗凉水澡。③经期或经后小腹隐痛喜按，痛经伴月经过多者均不宜选用。治疗痛经，宜在经前3~5天开始服药。其他详见说明书
益母草（片/颗粒）	作用	活血调经
	适应证	用于月经量少，产后腹痛
	规格	颗粒剂：4g*10袋；片剂：15mg*48片
	用法用量	片剂：一次3~4片，一日2~3次；颗粒剂：一次1袋，一日2次
	注意事项	孕妇禁用。忌食生冷食物。其他详见说明书

常用止血药

药物名称	项目	内容
维生素K_1注射液	适应证	维生素K缺乏引起的出血
	规格	10mg*10支
	用法用量	①低凝血酶原症：每次10mg，每日1~2次，24小时内总量不超过40mg；②预防新生儿出血：在其出生后肌内或皮下注射0.5~1mg，8小时后可重复。也可于分娩前12~24小时给母亲肌内注射或缓慢静脉注射2~5mg
	注意事项	①临产孕妇应避免使用。②对肝素引起的出血倾向无效。③需避光保存
酚磺乙胺注射液（止血敏针）	作用	增强毛细血管的抵抗力及血小板的聚集和黏附性，促进血小板释放凝血活性物质
	适应证	防治各种手术前后的出血，血小板功能不良等引起的出血
	规格	0.25g*10支
	用法用量	肌内注射或静脉注射一次0.25~0.5g，一日0.5~1.5g。静脉滴注一次0.25~0.75g，一日2~3次
	注意事项	不可与氨基己酸注射液混用
氨甲苯酸注射液（止血芳酸）	作用	能保护纤维蛋白不被纤溶酶降解
	适应证	由原发性纤维蛋白溶解过度引起的出血
	规格	100mg*5支
	用法用量	静脉注射或静脉滴注，一次1~3支，一日不超过6支
	注意事项	有血栓者慎用。与青霉素或尿激酶等溶栓剂有配伍禁忌。口服避孕药、雌激素或凝血酶原复合物合用，有增加血栓形成的危险
氨甲环酸注射液	作用	抑制纤溶酶的作用，抗变态反应，消炎作用，止血作用
	适应证	纤溶亢进的出血症
	规格	注射用：0.25g*5支；10ml ：1g*10支。口服：0.5g*100片
	用法用量	口服：每日2~4片，分2~4次服用。注射用：每日1000~2000mg分1~2次静脉注射或静脉滴注，根据年龄和症状可适当增减剂量
	注意事项	有血栓者慎用

续表

药物名称	项目	内容
巴曲酶（注射用）（立芷雪）	适应证	需减少流血或止血的各种医疗情况下的出血及出血性疾病
	规格	1ku*5支
	用法用量	每次1~2ku。其他详见说明书
	注意事项	有血栓病史者禁用。孕妇一般不宜使用，尤其是妊娠3个月者
断血流颗粒	作用	凉血止血
	适应证	月经过多，功能失调性子宫出血，子宫肌瘤出血
	规格	10g*9袋
	用法用量	一次1袋，一日3次
宫血宁胶囊	作用	凉血止血，清热除湿，化瘀止痛
	适应证	月经过多，产后或流产后宫缩不良出血及子宫功能性出血及慢性盆腔炎所致的少腹痛、带下增多
	规格	1co*18粒
	用法用量	月经过多或子宫出血期：一次1~2粒，一日3次，血止停服。慢性盆腔炎：一次2粒，一日3次
	注意事项	孕妇忌服；胃肠道疾病患者慎用或减量服用。其他详见说明书
妇科止血灵片	作用	补肾敛阴，固冲止血
	适应证	功能性子宫出血
	规格	36片/盒
	用法用量	一次5片，一日3次
经血宁胶囊	作用	祛瘀止血
	适应证	月经过多，也可用于轻中度消化道出血的辅助治疗
	规格	0.35g*24粒
	用法用量	一次2粒，一日4次
	注意事项	体质虚弱者禁用。其他详见说明书